U0800763

妇科常见病

必读全书

北京协和医院妇产科主任医师
教授　硕士研究生导师　樊庆泊　主编

中国妇女出版社

图书在版编目（CIP）数据

妇科常见病必读全书 / 樊庆泊主编. -- 3版. -- 北京：中国妇女出版社, 2018.1
ISBN 978-7-5127-1560-8

Ⅰ.①妇… Ⅱ.①樊… Ⅲ.①妇科病—常见病—防治 Ⅳ.①R711

中国版本图书馆CIP数据核字（2017）第292095号

妇科常见病必读全书

作　　者：樊庆泊　主编
选题策划：乔彩芬
责任编辑：陈　元
封面设计：尚世视觉
责任印制：王卫东
出版发行：中国妇女出版社
地　　址：北京市东城区史家胡同甲24号　　邮政编码：100010
电　　话：（010）65133160（发行部）　　65133161（邮购）
网　　址：www.womenbooks.cn
法律顾问：北京天达共和律师事务所
经　　销：各地新华书店
印　　刷：北京通州皇家印刷厂
开　　本：165×235　1/16
印　　张：16
字　　数：244千字
版　　次：2018年1月第3版
印　　次：2018年1月第1次
书　　号：ISBN 978-7-5127-1560-8
定　　价：36.00元

版权所有·侵权必究　（如有印装错误，请与发行部联系）

目录

CONTENTS

第一章
妇科常见症状与应对

第二章
常见月经问题

目录 CONTENTS

第三章 妇科炎症的保健与治疗

第四章 性传播疾病的预防

目录 CONTENTS

第五章 正确对待妇科肿瘤

第六章 其他妇科常见病

第一章

妇科常见症状与应对

出 血

不规则的阴道出血要警惕

1. 葡萄胎引起的出血

小姚27岁，结婚两年了，因为觉得自己还年轻，所以没有急着要孩子。两个月前，小两口经过周密计划怀上了小宝宝。

可是小姚恶心、呕吐等早孕反应非常严重，根本不能吃东西。一个星期前，阴道开始不规则出血，量时多时少，时断时续，同时伴有下腹疼痛。到医院检查，医生发现小姚的子宫大于她怀孕的月份，就像妊娠4个月大小。双侧卵巢还都有拳头大小的囊肿。是早孕流产、双胎妊娠、羊水过多，还是葡萄胎？经过B型超声波检查，医生发现小姚增大的子宫区内充满长形光点，如雪花纷飞，即“落雪花状图像”，没有正常的胎体影像。血绒毛膜促性腺激素高于正常值几倍。最后医生诊断小姚患了葡萄胎和双侧卵巢黄素囊肿。

小姚不解，问医生，正常怀孕怎么怀上了葡萄胎？葡萄胎是一种什么样的疾病呢？医生告诉小姚，葡萄胎属于妊娠滋养细胞疾病，这种病还包括侵蚀性葡萄胎、绒毛膜癌等，是一组来源于胎盘绒毛滋养细胞的疾病。

葡萄胎由胎盘绒毛形成，看上去像大小不等的水泡，小的隐约可见，大的直径可达数厘米，水泡之间有细蒂相连成串，形如葡萄，所以被称为葡萄胎。

葡萄胎有两类：一类是完全性葡萄胎，即整个子宫腔内充满水泡状组织，无胎儿及其附属物。如果在显微镜下观察，可以看到绒毛体积增大，有滋养细胞增生；另一类是部分性葡萄胎，即胎盘绒毛部分有水泡状变化，常合并有胚胎或胎儿组织，胎儿多已死亡，很少能存活至足月，显微镜下观察，可见部分绒毛水肿，滋养细胞增生程度较轻。

葡萄胎的发病原因目前尚不清楚，过去有早期胚胎死亡、营养、病毒感染等学说，但都未被确切证实，但营养状况与社会经济因素被认为是高危因素之一，如果饮食中缺乏维生素A、胡萝卜素和动物脂肪会导致葡萄胎的发生率明显增高，另外高龄妊娠也是一高危因素。近年来发现，葡萄胎与遗传有关。

葡萄胎水泡囊壁很薄，透亮，内含清液，水泡与水泡的空隙充满血液及凝血块。其最主要的病理学特点是滋养层细胞不同程度增生，绒毛间质水肿，血管稀少或消失。

妇科临床对葡萄胎的处理方法有以下几种。

①清宫：被确诊为葡萄胎后应及时清除子宫内容物，清宫前做全身检查，注意有无子痫前期、甲状腺功能亢进、水电解质紊乱和贫血等症状。手术应该由有经验的医生操作，一般采取吸宫术。子宫内容物被吸出后子宫会逐渐缩小，对刮出物要进行组织学检查。

②预防性化疗：是否对葡萄胎患者进行预防性化疗，目前临床仍有不同的观点，但有恶变高危因素的患者是必须进行预防性化疗的。

③卵巢黄素囊肿：这种囊肿可在葡萄胎清宫后自行消退，一般不必进行处理。如果出现急性扭转，可在B超或腹腔镜下进行穿刺吸液，使之复位，如果扭转时间过长发生坏死，要将患侧附件切除。

④子宫切除：如果不能预防葡萄胎向子宫外转移，就要切除子宫，但不是常规的处理方法。

⑤随诊：葡萄胎被清除后，患者应每周检查血或尿hCG1次，至指标全部正常为止。然后随访两年，刚开始时的3个月内仍每周复查1次，此后3个月每两周1次，再每月1次持续半年，第二年起改为每半年1次。

葡萄胎清除后8周，如出现尿hCG阴性，血hCG高于正常，或下降后又重复升高现象，除葡萄胎组织残留或再次妊娠的可能性外，则侵蚀性葡萄胎或绒癌的可能性比较大。

葡萄胎处理后两年内应避孕，避孕方法首选避孕套，也可以选用口服避孕药，因避孕环容易与子宫出血相混淆，一般不建议使用。

医生用负压吸引术给小姚清除了子宫内容物，并对刮出物进行组织学检查，证实为葡萄胎。

术后两年内小姚定期随访血、尿hCG，在正常范围，并用避孕套避孕两年。

两年后夫妻二人在周密的计划下又怀孕了，经过定期孕前检查，十月怀胎后，小姚生下一个健康的小宝宝。

2. 宫外孕引起的出血

王女士，40岁，就诊时口述“痛经”，仔细询问病史，发现她停经45天后又来月经，月经量少于以前，颜色偏暗，时断时续，偶尔伴小腹疼痛，以为受凉引起，自服红糖水3天后月经量没有太大变化便来医院就诊，平时月经规律，月经周期30天左右，曾生育一个男孩，孩子14岁，平时采取避孕套避孕。医生让她做尿hCG检查，结果显示为尿妊娠阳性，经腹部B超显示在子宫内未见胎囊，在左侧输卵管腹壶部见大小为1.6厘米×1.2厘米孕囊。最后医生诊断为左侧输卵管妊娠。

宫外孕又叫异位妊娠，是指受精卵种植在子宫腔外的妊娠，包括输卵管妊娠、腹腔妊娠、卵巢妊娠、宫颈妊娠及子宫角妊娠等。但多见于输卵管妊娠，约占95%，近年来发病率明显上升。

导致输卵管妊娠的病因有如下几种。

①慢性输卵管炎：是输卵管妊娠的常见病因。输卵管内膜炎引起输卵管完全堵塞或狭窄；输卵管周围炎导致输卵管扭曲变形等影响孕卵在输卵管中的正常运送。

②输卵管发育或功能异常：输卵管过长、肌层发育不良、黏膜纤毛阙如、双输卵管、憩室或有副伞等，均可成为输卵管妊娠的致病因素。

输卵管生理功能复杂，输卵管壁的蠕动、纤毛活动以及上皮细胞的分泌均受雌、孕激素的精细调节，如两种激素之间平衡失调，将会影响孕卵的运送而发生输卵管妊娠。

③宫内节育器（避孕环）：宫内节育器（IUD）与异位妊娠发病率的关系已引起国内外重视，很多学者发现，随着IUD的广泛使用，异位妊娠的发病率增加，其原因可能是由于使用IUD后的输卵管炎所致，但意见目前尚不统一。

④输卵管手术后：输卵管绝育术不论采用结扎、电凝还是环套法，如形成输卵管瘘管或再通，均有导致输卵管妊娠的可能。

⑤盆腔子宫内膜异位症：主要由于机械因素所致。此外，异位于盆腔的子宫内膜，对孕卵可能有趋化作用，促使其在宫腔外着床。

⑥孕卵的游走：一侧卵巢排卵，受精后经宫腔或腹腔向对侧移行，进入对侧输卵管，这就是孕卵的游走。如移行时间过长，孕卵发育长大，不能通过输卵管，就在该处着床。

输卵管妊娠可以有3个结果。

①输卵管妊娠流产：孕卵如被种植在输卵管黏膜皱襞内，发育中的胚囊易向管腔膨出，最终会突破包膜而出血，胚囊也可与管壁分离而出血，如果整个胚囊剥离，落入管腔，并经输卵管逆蠕动排至腹腔，即形成输卵管完全流产，腹腔内出血一般不多。如果胚囊剥离不完整，尚有部分绒毛附着于管壁，则为输卵管不全流产。

②输卵管妊娠破裂：孕卵如被种植于输卵管黏膜皱襞间，胚囊生长时易向管壁方向侵蚀肌层及浆膜，最后穿通浆膜，形成输卵管妊娠破裂。

壶腹部妊娠，以上两种结局均可发生，但以输卵管妊娠流产为多。壶腹部管腔较大，一般在妊娠8～12周发病。

峡部妊娠时，因管腔狭小往往发生输卵管破裂，并且发病时间较早，一般在妊娠6周左右。

间质部妊娠虽少见，但后果严重，其结局几乎全为输卵管妊娠破裂。输卵管间质部为进入子宫角的肌壁内部分，管腔周围肌层较厚，故破裂时间最晚，约在妊娠4个月时发病。间质部为子宫血管和卵巢血管汇集区，血运丰富，致使破裂时症状极为严重，往往在极短时间内发生致命性腹腔内出血。

③继发性腹腔妊娠：输卵管妊娠流产或破裂发生后，随血液被排至腹腔中的胚胎，绝大多数迅速死亡而被吸收。偶尔胚胎存活，绒毛组织仍附着于原

位或排至腹腔后重新种植而获得营养，胚胎在腹腔中继续生长，可发展为继发性腹腔妊娠。如破裂口在阔韧带内，可形成阔韧带妊娠。

异位妊娠应与宫内妊娠流产、急性阑尾炎、黄体破裂及卵巢囊肿蒂扭转等相鉴别。

宫外孕的治疗原则以手术为主，其次为药物治疗。

①手术治疗一般根据患者的年龄、生育状态、患侧输卵管的状况，选用输卵管切除或保留输卵管的保守性手术。

②非手术治疗：药物治疗主要适用于异位妊娠，要求保留生育能力的患者，可选用全身或局部用药，也可以选用中医中药进行治疗。

王女士因为已经有孩子，没有继续生育的要求，最后医生安排王女士住院行腹腔镜手术。7天后，王女士痊愈出院。医生告诉王女士，幸好就医及时，如果等到孕卵继续增大，超过输卵管的承受能力就容易引起腹腔大出血，这样就非常危险了。因此，已有性生活的女性，如果出现停经、阴道不规则出血伴随小腹疼痛时应提高警惕，应尽早就医诊治，防止因宫外孕破裂造成大出血，以免对身体造成大的伤害。

性交后为什么会出血

1. 宫颈息肉引起的性交后出血

辛女士是一位办公室白领，32岁，就诊时说最近3个月总是性交后出血，每次来月经都持续一周到半个月，基本无其他症状。上半年刚做的妇科检查，每年做妇科检查和宫颈TCT都提示宫颈轻度发炎。医生在给她做检查的过程中发现宫颈柱状上皮异位为轻度，但在宫颈口内侧3点的位置可见一个鲜红颜色的小肉赘，直径约0.5厘米，随即给她做了摘除术，并将摘除物做组织细胞学检查。1周后病理结果显示为宫颈息肉，并嘱咐禁止同房1个月。在随后的半年里，辛女士月经情况正常，也没有再出现性交后出血的情况。

宫颈息肉是生长在宫颈管内或宫颈外口的良性赘生物。任何年龄均可发生，但以生育年龄多见。来源于宫颈管黏膜的息肉，呈鲜红色，质地软，较脆弱，轻轻接触即可出血。息肉很小时无明显症状，但因其他疾病而做妇科体检时可能被发现。息肉较大时，则会出现月经后淋漓出血、白带增多、血性白带以及接触性出血。

治疗宫颈息肉的常用方法是息肉摘除术，由于有复发的可能性，所以要定期随诊。

2.宫颈癌引起的性交后出血

陈老师是物理老师，45岁。去年我们初中的同学和老师聚会时，陈老师知道我是妇产科大夫，就悄悄地问过我："我怎么每次同房后都会有少量阴道出血？"我问她到医院检查过没有，她说这种情况已经有十几年了，去合同医院查过几次，都说是宫颈柱状上皮异位引起的，还做过冷冻治疗，之后好了几年，可最近又开始出现这种情况，会不会是癌变了？我当时安慰她说："您先不要太紧张，到我们医院来，我先给您做一个宫颈细胞学检查。"陈老师忙说："是宫颈刮片吧，我年年都做，一直是巴氏ⅡA级，大夫讲是慢性宫颈炎。可有一次普查后，我被通知到合同医院妇科去复查，说是我的宫颈刮片结果是中度不典型增生，结果给我做了宫颈冷冻治疗。那之后确实是好了几年，所以现在又出现这种情况，我担心是不是癌变了。"看来真是久病成医。

性交后出血是一种接触性出血，可能由宫颈柱状上皮异位或宫颈息肉引起，也可能是子宫颈癌的早期表现。这是两种性质完全不同的子宫颈病变，但两者之间又存在着一定的关系。子宫颈上皮是由宫颈阴道部的鳞状上皮与宫颈管的柱状上皮共同组成，两者有一个交界部。这个鳞—柱交界部受体内雌激素的影响，可以发生前后的移动而形成一个移行带。许多诱因如外来致癌物质的刺激（主要是HPV病毒）、宫颈柱状上皮异位等，导致宫颈移行带反复移动，同时移行带区的未成熟细胞增生活跃，可向不典型方向发展（既不是柱状上皮，也不是鳞状上皮），成为一种癌前病变。其中轻、中度不典型增生尚可逆转至正常，但最后有10%～15%可发展为子宫颈癌。而重度不典型增生则约有75%将转变为子宫颈癌。可见子宫颈鳞—柱交界的移行带是子宫颈癌的好发部位，不典型增生是一种癌前病变。这样一分析，陈老师的担心完全是有道理的。

不久，我为陈老师再次做了宫颈刮片细胞学检查，结果是高度上皮内病变，可疑癌。接着又为陈老师在阴道镜下取了一块活体子宫颈组织进行病理检查，结果是子宫颈原位癌。还好，癌细胞仅局限于子宫颈上皮层内，没有浸润。做了全子宫切除术后，现在陈老师又站到了讲台上。

30岁以上的已婚女性，每年应定期做一次宫颈TCT（薄层液基涂片术）检查。

两次月经中间的出血是怎么回事

小孙22岁，大学毕业，近半年她一直被一个问题所困扰，就是每次月经过后1周，又开始出现阴道出血的情况，出血量比平时来月经时少，持续3～5天，有时呈咖啡色，偶尔会呈鲜红色，刚过10天左右又会来一次月经。

那么，为什么会出现排卵期出血呢？正常情况下，两次月经之间，也就是在排卵期，雌激素水平降低，但不会降得很低，这个水平足以维持子宫内膜不坏死脱落，因而不出血。如果这时候雌激素水平降得过低，子宫内膜缺乏激素的支持，就会发生萎缩、脱落、坏死的现象，表现为阴道出血，这就是排卵期出血。排卵后，由于雌、孕激素水平逐渐上升，子宫内膜逐渐修复，出血也就自然停止了。

要确定排卵期出血并不难。一是根据临床表现，多发生于两次月经中间，于月经周期的第12～16天发作，呈周期性；有时伴有一侧下腹部胀痛、腰酸、白带增多、清稀。二是通过检查可以确诊，只要测量基础体温，在基础体温上升前后2～3日内有少量阴道出血，即可以确定为排卵期出血。

排卵期出血有时候量很少，仅见点滴出血，有时候则如少量月经，很少有多量出血，也很少有血块。少数人出血时间可以较长，直至下次月经来潮。有时候几次月经之后不治疗也能够自己恢复正常，有时候却反复多次出现。排卵期出血一般并不影响健康，但经常出血会给生活带来不便，同时也减少受孕的机会。因为在出血期间不宜过性生活，但此时正是排卵的时候，无同房当然减少了受孕机会，等到血止后再同房，卵子已经死亡了。

排卵期出血的治疗

西医治疗：

①如果反复出现排卵期出血，量又较多，首先应做宫腔镜检查，如果有子宫内膜息肉，可实行宫腔镜下电切手术。

②如果宫腔内正常，排卵期出血多因为雌激素降低所致，可在预计出血前2～3天，在医生指导下服用少量雌激素。如服1/4片倍美力1～2天，如果能止血，按此剂量共服用6个月经周期。如仍出血，可在医生指导下加大雌激素用量，停药后观察出血是否停止。有些人使用激素后可停止出血，但少数人停药后易复发，这些人可采用中医治疗。

中医治疗：

①阴虚内热型：主要症状为经间期阴道少量出血，色红，质稠，颧红潮热，咽干口燥，腰酸软，大便干结，小便短黄，舌红，苔少，脉细数。

治疗方法：滋阴清热，宁血止血。方选两地汤（由医生处方后服用）。

②肝郁化火型：主要症状为经间期出血，量或多或少，色紫红有块，烦躁易怒，胸胁胀满，小腹胀痛，口苦咽干，舌红，苔薄黄，脉弦数。

治疗方法：舒肝清热，凉血止血。可选丹栀逍遥散服用（由医生处方后服用）。

③湿热留滞型：主要症状为经间期出血，量或多或少，色黯红质稠黏，胸闷纳呆，髋骶酸楚或下腹胀痛，平素带下量多，色黄质稠有臭味，舌红苔黄腻，脉濡数或滑数。

治疗方法：清热利湿止血。方选清肝止淋汤（由医生处方后服用）。

妊娠早期出血的原因

先兆流产可引起妊娠早期出血。

王大妈的儿媳妇怀孕了，这在别人家可能算不上是一个惊人的消息，但对王大妈来说可是一个天大的喜讯。儿子结婚5年了，可儿媳妇的肚子一点儿动静也没有。头两年小夫妻俩忙于业务学习，王大妈想可能小两口怕影响学习不准备要孩子。等他们学习结束，小两口拿着进修文凭来向王大妈报喜的那一天，老人家明确地提出了想抱孙子的要求，小两口笑着答应了，说这也是他们下一步的计划。从那以后，王大妈天天盼着好消息，又一年过去了，好消息迟迟没到，全家人都开始着急了，儿媳妇到医院里去检查，子宫、输卵管、卵巢结构都是正常的，但基础体温曲线、生殖激素检测和取内膜活检后子宫内膜病理检查都提示她卵巢功能不正常，无排卵。不孕的原因找到了，儿媳妇为不负众望到处求医，一来二去又一年过去了，问题还是没有解决。

医生看了患者的所有病历，并了解了1年来的治疗情况后，告诉他们："卵巢功能不正常引起的不孕，治疗起来并不是很困难，但你们错在到处求医。调整卵巢功能、促排卵的基本方法各医院都是一样的，但治疗过程中需要不断观察和调整，你们打一枪换一个地方，总是从头开始治疗，当然不见效果。应该认准一个大夫看才会有效。"经过半年多的治疗，终于有了好消息。

过几天，王大妈带着儿媳妇又来医院了："我儿媳妇出血了，是不是要流产？大夫快给看看吧！"医生对孕妇进行了检查，发现出血量很少，问孕妇有没有下腹痛，孕妇说仅有轻微的腰酸，结合孕妇的病史，医生分析她可能是卵巢黄体功能不全引起的先兆流产，抽血检查结果她体内的黄体酮水平的确较低，于是医生让她卧床休息，尽量少活动，并注射了黄体酮进行保胎治疗。医生对王大妈一家说："妊娠早期出血的病因很多，发生在停经30天左右的少量出血，多数都是孕卵种植到子宫内膜里时引起的，一般出血量很少，无腹痛，可持续2～3天，有人会把这种出血当作月经，结果使预产期的计算出现误差。发生在停经40多天的出血，大多数是先兆流产，而先兆流产的原因绝大部分是胚胎发育异常，是一种人类自然淘汰的过程。因此，我们不主张保胎。但是，因为孕妇黄体功能不全引起的出血也多发生在停经40多天，这种情况又必须进行保胎治疗，这就需要妇科大夫在明确原因后做出正确的处理。您家儿媳妇过去卵巢功能异常，经治疗后妊娠，出血的原因可能是黄体功能不全，可以先用黄体酮保胎治疗，如果出血很快停止，停经50天后B超检查能看到胎芽、胎心，证明胚胎发育正常，那就皆大欢喜。但如果仍出血不止，2次B超均看不到胎芽、胎心，证明胚胎发育异常已经停育，应该进行清宫处理。”

打了黄体酮以后，孕妇的出血停止了。1周以后B超检查，胎囊、胎芽、胎心全都正常，经过一段时间的精心调养，王大妈的儿媳妇生了一个大胖小子，全家人别提多高兴了。

妊娠晚期出血要就医

1. 前置胎盘引起出血

一天夜里，一个孕妇被急救车送到医院。孕妇说一觉醒来发现自己睡卧在血泊中，除了头晕、心慌外并没有腹痛，家人看她面色苍白，床上一大摊血，都吓坏了，立刻打电话呼叫急救中心，用救护车将孕妇送到医院抢救。

这是一个妊娠7个月的孕妇，26岁，曾经做过3次人工流产，这次妊娠基本顺利。一周前出现少量出血，无腹痛，在进行产前检查时做了B超，提示为“前置胎盘”，医院要收她住院治疗。她认为出血又不多，而且肚子没有痛，不愿意住院，就拿了一点儿药回家了。大夫嘱咐她卧床休息，尽量少活动，出血多了随时住院治疗。她在家躺了两天，出血被止住了，就又忘乎所以了，先是在家里干活儿，后来干脆去逛街。发生问题的前一天下午她在百货商店逛了半天，给未出世的孩子买这买那，结果晚上就发生了这种情况。

经过检查，她是因为完全性前置胎盘引起妊娠晚期大出血，导致失血性休克，血色素只剩下5克，估计失血量在2000毫升以上。医师马上组织了抢救，先给她输上了新鲜血，使休克得到初步的纠正，接着急诊做了剖宫产术，取出了覆盖在子宫颈口上方的胎盘，那个还未成熟的胎儿早已因为失血缺氧而死亡了。幸亏抢救得及时，她的子宫保住了，这对孕妇和家人都是一种安慰。

在正常情况下，妊娠时胎盘应该附着在子宫体部的后壁、前壁或侧壁上。前置胎盘附着在子宫的下段或覆盖在子宫颈口的上方。前置胎盘是妊娠晚期出血的主要原因之一。因为妊娠晚期子宫下段伸展明显，这样就会使附着在上面的胎盘发生血窦的破裂而引起出血。前置胎盘引起的出血特点是“无痛性反复出血”。初次出血量可能不多，又没有腹痛，不足以引起孕妇的重视。但反复出血或发生大出血，引起孕妇失血性休克，如果处理不当，可能危及母儿生命。前置胎盘的病因可能与子宫内膜病变有关，多次刮宫就是原因之一。

前置胎盘的原因可能是：

①子宫内膜病变及发育不良：据统计，85%～95%为经产妇，如人工流产、剖宫产、多产、子宫内膜感染等因素，使子宫蜕膜血管发育不全，受精卵发育迟缓，胎盘发育异常：如多胎、局部或全身营养不良、副胎盘或膜状胎盘等。

②宫腔形态异常也能导致前置胎盘。

③其他：有人认为吸烟和吸毒引起胎盘血流减少、缺氧而代偿性增大，从而导致前置胎盘。

前置胎盘的治疗：

①积极期待疗法：在不影响孕妇生命安全时，尽量使胎儿达到成熟。期待过程中，必须对母体进行各种有效治疗并密切监护胎儿的健康状况。

②卧床休息和左侧卧位：前置胎盘随时有出血可能，应住院观察，出血期间，需绝对卧床休息；止血后，只能轻微活动。采用左侧卧位，可减少增大的子宫对下腔静脉的压迫，改善子宫胎盘的血液循环。孕妇应保持情绪安定，可给予适当的镇静剂。

③避免局部刺激：疑有前置胎盘者，应禁止性生活和阴道检查。应先做B超检查，必要时考虑做阴道检查。检查时，一般仅用窥器，暴露观察，除外宫颈、阴道壁疾患，如确需做宫颈内口检查，必须补液、配血、做好剖宫产准备，并由有经验的医生进行。

④吸氧、纠正贫血：前置胎盘孕妇有不同程度贫血，胎盘附着于子宫下

段或胎盘薄而种植面大，其血液循环较差，间歇吸氧可提高孕妇及胎儿血氧浓度。轻度贫血的孕妇除饮食富含营养外，应给予补血药物。中度以上贫血者，需多次输血。

⑤宫缩抑制剂：前置胎盘出血是由于子宫下段伸张，与附着胎盘发生错位，宫缩时错位更明显，故在出血期间，应用宫缩抑制剂能有效减少出血，延长孕周。

出现下列情况应考虑终止妊娠。

①有条件进行胎儿肺成熟度检查者，一旦胎肺成熟可考虑终止妊娠。

②不能进行胎儿肺成熟度检查者，孕35周后胎儿基本成熟，也可终止妊娠。

③反复出血量多致孕妇贫血休克者，也要终止妊娠。

2. 胎盘早剥引起出血

某孕妇，28岁，家住农村，首次妊娠，怀孕35周，由于下腹隐痛伴阴道出血到妇产科急诊。在此之前孕妇家人以为是快分娩了，于是请了当地一个接生婆在家接生。孕妇来医院已经疼痛7小时了，并且胎动开始减少，阴道出血时伴有鲜红色小血块。经医生仔细查体后发现有不规则子宫强直性收缩并且宫缩间歇期不明显，子宫张力大，伴有前壁宫体部压痛，胎心尚在正常范围。凭借产科医生丰富的临床经验，考虑这不是一个简单的先兆早产病例，而极有可能是前置胎盘或胎盘早剥等引起的产前出血。但是这个患者没有进行任何产前检查，怀孕期间出现血压升高也未在意，没有进行任何治疗。为明确诊断，孕妇立即接受了彩超检查。彩超结果显示“胎盘前缘回声异常，面积达1/3”。至此，结合患者病史、体征、辅助检查报告，证实为“胎盘早剥”。于是医生立刻对患者施行剖宫产术终止妊娠。术后母子二人在产科和儿科医生的悉心照料下恢复良好，如期出院。出院时，产妇怀抱着心爱的宝宝感激地对医生说：“还是这里好啊，谢谢医生，谢谢全体医务人员！”

胎盘早剥是指孕妇在怀孕20周以后或在分娩时，正常位置的胎盘在胎儿出生前，有一部分或者全部自子宫壁剥离。胎盘早剥是妊娠中晚期的一种严重的并发症，往往起病急、进展快，如果处理不及时，可能对母儿造成生命的威胁。

胎盘早剥的发病机制目前不十分清楚，但与下列因素有关。

①与孕妇自身的血管病变有关。因为患这些疾病的孕妇子宫胎盘间的小动脉痉挛或硬化，引起远端毛细血管缺血坏死以致破裂出血，血液流到子宫胎盘之间形成血肿，从而使胎盘自子宫壁剥离。

②有的孕妇由于受到意外的创伤，尤其是腹部直接受到撞击；或者胎位不正在行外倒转术纠正胎位时；或者胎儿脐带过短；或胎儿脐带缠绕在胎儿颈部、肢体等，在分娩过程中，胎儿先露部的下降，均可由于过分牵拉，致使胎盘早剥。

③多胎妊娠尤其是双胎妊娠在分娩时，由于第一个胎儿娩出过快或羊水过多在破膜时羊水流出过快，使宫腔内压骤然下降，子宫突然收缩，也可以使胎盘自子宫壁剥离。

④孕妇在孕晚期或临产后，由于长时间取仰卧位，巨大的妊娠子宫压迫下腔静脉，使子宫静脉瘀血，静脉压升高，同时也可以使子宫胎盘血管瘀血或破裂，使部分或全部胎盘早剥。

对于胎盘早剥的诊断主要是依据病人的病史、临床表现和医生查体以及其他辅助检查而定。轻型胎盘早剥由于症状不典型、明确诊断有一定的难度，应该仔细观察病人，同时借助B超检查可以确诊。重型胎盘早剥，据其典型症状和体征，一般确诊不会有太大的困难。在确诊重型胎盘早剥的同时，应该对其严重程度做一个正确判断。通过实验室检查，确定有无并发凝血功能障碍、肾衰竭等，以制订合理的处理方案。

孕妇一旦出现胎盘早剥，随时就有危及母儿生命安全的可能。而母儿的预后与对该病的处理是否及时有密切的关系。在胎儿未娩出前，胎盘可以继续剥离，难以止血。这种情况持续时间越长，病人病情越重，并发凝血功能障碍等各种并发症的可能性就越大。鉴于上述情况，为确保母儿安全，一旦确诊，就应及时终止妊娠，对此没有半点儿犹豫之余地。当然，终止妊娠的方法应根据病人孕产次数、胎盘剥离的严重程度、胎儿宫内的状况以及宫颈成熟和宫颈口大小等情况而定。如果病人一般情况好，属于轻型胎盘早剥，以显性出血为主，宫颈已成熟，宫口开大，估计在短时间内能够娩出胎儿，可以先行破膜，让羊水流出，缩减子宫容积，经阴道试产。试产中，一定要密切注意病人的血压、脉搏、宫底高度、宫颈情况及胎心变化等情况，如有条件可用胎心监护仪进行持续监护，以便及早发现胎儿的异常情况。

对重型胎盘早剥，估计孕妇不能在短时间内结束分娩者，或者尽管轻型胎盘早剥，但有胎儿窘迫，急需抢救胎儿；重型胎盘早剥，虽然胎儿已经死亡，但孕妇病情十分严重，不能在较短时间内结束分娩者，或经阴道试产，破膜后没有进展者，均应及时进行剖宫产手术。在手术中，胎儿胎盘被取出后，应及时给予滴注或宫体局部注射宫缩剂，并辅以按摩子宫，促进宫缩，减少出血。如果以上方法效果不佳，宫缩仍不好，出血难以控制，为防止更严重的并发症出现，应在输血的同时切除子宫。

产后出血不能大意

魏女士，26岁，家住农村，因为多次人工流产损伤了子宫内膜，这次分娩时胎盘粘连在子宫壁上，发生大出血，于是被送到医院。当产妇被送进产房时，医生发现产妇面色苍白，浑身冷汗，四肢冰凉，表情淡漠，已处于严重的休克状态，血压很低。医生马上对产妇进行输血处理和相应的治疗，一周后魏女士出院了。

1年之后，魏女士在门诊看病。因为她产后一直没有奶，也不来月经。本以为产后大出血身体虚而没有奶，可为什么月经也不再来了呢？老乡说产后半年不来月经是正常的，她也就信以为真了。可半年过后非但月经不来，人也变得苍白消瘦，非常怕冷；更不堪忍受的是，头发大把大把地脱落，连阴毛都所剩无几，外阴干涩，性欲减退，好像一个进入老年期的妇女；还经常出现头昏、心慌、晕倒的情况。她去内科看过病，大夫说她有低血糖，知道她有产后大出血的病史，建议她再到妇科来检查一下。医生为她做了妇科检查，发现她的外阴、阴道及子宫均已萎缩，于是又给她做了一套生殖激素的检测，结果脑垂体的两种促性腺激素值都很低，证明了她脑垂体功能减退。诊断结果为席汉氏综合征——这是由于产后大出血休克造成脑垂体前叶组织缺血坏死，致使脑垂体功能减退所引起的一系列综合征。魏女士十分痛苦，后悔当初生孩子没有到有条件的大医院来，才会使自己不到30岁就变成了60岁的“老年妇女”。从那以后，魏女士每天都要服药，以改善席汉氏综合征的各种症状。

产后出血是指产后24小时内出血量超过500毫升，常因子宫收缩乏力、产道裂伤、胎盘滞留、胎盘粘连、胎盘植入和胎盘或（和）胎膜残留、凝血功能障碍等引起。只要处理及时，就不会对产妇的身体有太大的影响。但如果出血较多，又不能及时输血，就会出现魏女士那样悲惨的结局，甚至造成产妇的死亡，所以产后出血不能大意。

上避孕环后出血应早治

我生女儿的时候和刘老师同住一个病房，同一天各自生了一个女儿。出院时她说：“这回我可认识了一个大夫，以后有事来找你。”我说：“但愿你不是来找我看病的。”

巧的是，产后3个月她就来找我了：“我又怀孕了，你快给我做了吧，然后上个避孕环。”我给她做了人工流产，又上了避孕环。临走时她说：“但愿我别再来找你看病。”好在之后1年没有见她的人影。

可是有一天我在中药房门口又看见了她，她说是因为贫血在看中医吃中药。我问她是不是上避孕环后月经量过多，她说比原来多2倍。而且月经前后都有几天少量出血，月经期也比从前要延长3天。时间一久，她经常头晕、心慌、两腿发软，到内科检查是贫血，血色素才8克，她认为吃中药补血好，就改看了中医。我说：“你为什么不来找我，发生这种情况就应该把避孕环取了。因为你吃多少补药也没用，血色素刚上来，一次月经又失血过多，补不胜补啊！”她却说怕到妇产科去，更怕取了避孕环再怀孕还要刮宫受罪，就这么流点儿补点儿吧。我说：“这可不行，这远不是流点儿补点儿那么简单的问题，贫血会使人体各个脏器都处在缺氧状态，时间久了，各脏器的功能都会受损，会直接影响人的生命质量，甚至寿命。而且出血时间长，加上贫血，很容易引起生殖道的感染，甚至发生败血症。”她一听可吓坏了：“看来还得找你看病。”我为她取了避孕环，指导她采用其他方法避孕，又吃了几服补血的中药及西药，再见到她时，她变了一个样，脸色越来越红润了，人也精神了，更漂亮了。但是，她那副又齐又白、令人羡慕的牙齿却因为贫血而出现了许多坏损。

这个例子说明，上避孕环后出血应早治，如果月经量明显增多，导致贫血，就应该取避孕环，否则就会像刘老师一样吃尽苦头。

人流术后出血须找原因

清宫不全会引起出血。

供应室护士小沈的姐姐做完人流手术已经10天了，可是还有阴道出血，近似月经量，这两天还有肚子痛，小沈问我是什么原因，应该用什么药。我说：“最好请你姐姐到医院来检查一下，因为人流后出血的原因很多，但主要是清宫不全引起的。”

第二天，小沈带姐姐来医院做了个B超检查，结果发现小沈姐姐的子宫腔内有一个不规则的强光团，确属吸宫不全造成胚胎组织残留，我立即为她做了清宫手术，刮出一小块坏死的绒毛组织，经病理检查证实为胚胎组织残留。术后出血马上就停止了，吃了几天消炎药，腹痛也消失了。小沈一颗悬着的心才放下了。

人工流产术后，正常情况下阴道出血应该是3～5天，也有人手术后一点儿血都没有，那是因为子宫收缩得好。术后出血量不应该超过正常的月经量。如果出血超过10天，或出血量超过正常的月经量，就属异常出血了。

这时，必须找出原因，不能不重视，也不能乱吃止血的药。一定要到医院去检查，明确原因后对症用药，否则就会延误病情，造成不堪设想的后果。人流术后出血的原因很多，首先应该考虑是不是有清宫不全，也就是人流时胚胎组织没有吸干净，还有一部分绒毛或蜕膜组织残留在子宫内而影响子宫收缩引起出血不止。这种情况，有时可以通过服用增加子宫收缩的药物使残留的组织自行排出，出血也就会停止。但如果残留的组织较多，不能及时地被排出，就有可能引起大出血，甚至造成失血性休克。还可能因为出血时间较长而引起生殖道的感染，这时就会出现腹痛、发热等症状。另外，如果有子宫肌瘤或者手术后没有很好地休息等因素使子宫收缩不良也可引起术后出血时间延长，只要加强子宫收缩，出血就会减少。还有一种原因可以引起人流术后出血，就是凝血功能障碍，如血小板减少性紫癜、肝硬化、血友病等，需要有针对性地治疗才有效。除了以上原因外，还有一种更严重的情况可以导致清宫术后出血，那就是滋养细胞疾病，如葡萄胎、绒毛膜上皮癌等。这种情况可以经过再次刮宫，通过子宫肌层内或子宫外转移灶病理检查和血hCG检查，结合B超、X线胸片、CT和磁共振检查来确诊。一旦确诊就必须通过化疗来解决问题了。所以说，人流术后出血的原因很多，一定要检查过病人后才能确诊，不同的原因止血的方法是不同的。

绝经后出血更应重视

袁奶奶67岁，生有一儿一女，绝经已15年了，患有高血压、冠心病及糖尿病，身体挺胖。20多天前不知道是什么原因，阴道少量出血4～5天，近几天，白带增多，并自觉乏力。女儿听人说，绝经后阴道出血大多是癌症，就赶紧请假带母亲到医院来看病。

医生给袁奶奶做了妇科检查，大小阴唇无明显萎缩，阴道内有少量残留血迹，宫颈轻度萎缩，子宫稍大稍软，双侧附件没有包块，B超检查子宫内膜厚约1.5厘米，怀疑是子宫内膜癌，做了分段诊断性刮宫和病理检查，结果证实为子宫内膜癌，临床分期为Ⅰ期。

子宫内膜发生的癌被称为子宫内膜癌，又称子宫体癌。绝大多数的子宫内膜癌为腺癌，是老年女性较常见的疾病。80％以上的病例发生在50岁以上的女性，40岁以下的女性较少见。近年来，子宫内膜癌的发生率有上升的趋势。

有关子宫内膜癌的确切发病原因尚不明确，但可能与下列因素有关。

1. 肥胖、绝经延迟、心血管疾病等是高危因素

子宫内膜癌易发生在未育、生育少或家族中有癌症的女性中。多数患者肥胖，常伴绝经延迟、高血压、糖尿病及其他心血管疾病，因此认为上述因素是子宫内膜癌的高危因素，称为子宫内膜癌综合征。

2. 与雌激素有关

子宫内膜癌的发生与雌激素的长期刺激而无黄体酮拮抗有关。

①内源性的雌激素：主要来自性腺即卵巢分泌的雌激素。子宫内膜癌常与无排卵型功血、多囊卵巢综合征、功能性卵巢瘤等合并存在，患者的子宫内膜长期受雌激素刺激而无黄体酮拮抗，子宫内膜长期受少量或过多雌激素的刺激可能导致子宫内膜癌的发生。另一种内源性的雌激素是来自肾上腺分泌的雄烯二酮，经芳香化而产生雌酮，体内雌酮的增加容易导致子宫内膜癌。

②外源性的雌激素：是指补充疗法使用的雌激素。更年期女性如果滥用雌激素，其发生子宫内膜癌的危险会明显升高。

3. 与子宫内膜增生有关

子宫内膜增生分为单纯型、复合型与不典型增生。单纯型增生发展为子宫内膜癌的概率为1%～3%；复合型增生为3%～4%；而不典型增生发展为子宫内膜癌的概率约为23%。

子宫内膜癌多发生于子宫底部的内膜，以子宫两角附近为多见，其次为子宫后壁。

子宫内膜癌发展缓慢，有时1～2年内病变仍可局限于子宫腔内，其转移途径有直接蔓延、淋巴转移和血行转移三种。

临床分期如下。

Ⅰ期：仅累及子宫。

Ⅰa：病变仅限于子宫内膜。

Ⅰb：病变累及子宫浅肌层。

Ⅰc：病变累及子宫深肌层。

Ⅱ期：累及宫颈。

Ⅱa：累及宫颈腺体。

Ⅱb：累及宫颈间质。

Ⅲ期：

Ⅲa：累及子宫浆肌层、附件、腹腔细胞学阳性。

Ⅲb：累及阴道。

Ⅲc：盆腔/腹主动脉旁淋巴结阳性。

Ⅳ期：

Ⅳa：累及膀胱或直肠黏膜。

Ⅳb：转移到其他器官。

子宫内膜癌应与更年期功血、老年性阴道炎、子宫黏膜下肌瘤或内膜息肉、原发性输卵管癌、子宫颈管癌等相区别。

子宫内膜癌的治疗原则应根据子宫的大小、肌层是否被浸润、颈管是否被累及、癌细胞的分化程度及患者全身健康情况而定。一般是采用手术、放疗及药物治疗、单用或综合应用。

①手术治疗：是首选的治疗方法，尤其对早期病例。

②放射治疗：虽然腺癌对放射线不敏感，但对老年或有严重内科并发症不能耐受手术者、Ⅲ、Ⅳ期病例不宜手术者均可考虑放射治疗，有一定疗效。放射治疗包括腔内及体外照射。

③激素治疗：对晚期癌、癌复发患者，不能手术切除的病例或年轻的早期患者要求保留生育功能者，均可考虑孕激素治疗。

④抗雌激素药物治疗：他莫昔芬是一种非甾体类的抗雌激素药物，并有微弱的雌激素作用，现已用于治疗子宫内膜癌，其适应证与孕激素治疗相同。

袁奶奶患有很多内科并发症，于是在全身麻醉的同时进行心电监护，医生为其做了全子宫切除及双侧附件切除术，清扫了腹膜后和腹主动脉旁淋巴结，术后病理子宫内膜高分化腺癌，未见远处转移，分期为Ⅰb。手术进行得非常顺利，术后恢复较快，伤口愈合很好。

袁奶奶对治疗感到很满意，出院时红扑扑的脸上洋溢着笑容。

炎症也会出血

人说久病成医，这句话不假。许多人由于生病时间久了，一方面多次向医生咨询，另一方面自己买一些医学书来看，或者通过网络信息，特别是与自己所患的疾病有关的知识，确实能掌握不少。但与在医学院学习5年、学习了几十门专业课程，又专门从事临床工作多年的医生比，病人的知识毕竟有限，特别是对一些特殊的病情的分析，还是应该听医生的。

赵大夫遇到过这样一个病人，她曾经患过急性盆腔炎，因为没能彻底治疗而迁延为慢性盆腔炎，经常下腹痛、腰痛，人也易疲乏，有时低热，间断打针、吃药，一直不能痊愈。1年前还因为炎症所致输卵管通而不畅患了宫外孕，做了手术。这次月经又不正常了，沥沥拉拉十几天，时多时少，还有下腹坠痛，她根据自己的“经验”，自我诊断又患了宫外孕。走进诊室她第一句话就说：“大夫，我又得宫外孕了，这次您能不能给我保守治疗，别再动手术了，我还没有孩子呢。”赵大夫奇怪地问：“你在哪个医院做出的诊断？”她说：“久病成医，我有慢性盆腔炎，又得过宫外孕，不规则出血加腹痛，不是宫外孕是什么？”赵大夫说：“你可别过早下结论，按你说的情况，是有宫外孕的可能，但也不排除炎症引起的不规则出血。要经过妇科检查和必要的辅助检查才能做出正确的诊断。宫外孕和炎症的治疗是完全不一样的。明确诊断才是第一步要做的事。”她吃惊地问：“炎症也会出血？我怎么不知道。”

经过检查，她子宫压痛明显，附件增厚也有压痛；B超提示子宫内膜粗糙，回声不均，宫旁有不规则光团且回声不均匀，边界模糊；尿妊免阴性，血hCG正常；血常规化验白细胞17×109/L，中性粒细胞占90%，均支持炎症的诊断。赵大夫告诉她：“你是因为慢性盆腔炎亚急性发作所致盆腔充血，影响卵巢和子宫而引起不规则出血。不是宫外孕，用不着害怕手术了。但这次抗感染治疗一定要彻底，否则就不能保证你今后不再得宫外孕。”

这个病人后来经过系统有效的抗感染治疗，盆腔的炎症基本消除了，月经也正常了。

不容忽视的全身性疾病引起的出血

记得还是在做实习医生的时候，我在内科血液病病房负责过一位血小板减少性紫癜的女病人，她的病例给我的印象很深。她是一位40岁的中年妇女，因为近几个月月经过多，导致贫血而到医院就诊。据她自己形容，来月经时就像打开了水龙头一样，血流不止，仅半天时间人就流得站不住了。打止血针、刮宫止血都无济于事，血压下降，人休克，最后还是输血解决了问题。这样反复闹了两个月，每次大夫都给家属下病危通知书，可是妇科大夫却排除了子宫肌瘤、不全流产、功能性子宫出血、子宫内膜病变等所有可能引起月经过多的妇科疾病。因此，怀疑她有凝血功能障碍。果然，经过血的化验检查，发现她患有血小板减少性紫癜。这是一种由于血小板减少而引起凝血功能障碍的疾病。患有这种病的人，身体上没有创伤都会出现大片的皮下瘀斑；如果发生身体的创伤，就会流血不止。女性的月经——每月1次的子宫内膜剥脱出血，自然会因为血小板减少而不止了。止血药、刮宫也替代不了血小板的凝血功能，输血之所以管用，是因为输进的血液中含有正常数量的血小板。这样的病人，必须积极治疗她的原发病——血小板减少性紫癜，否则，月经过多是无法纠正的。

类似这种全身性疾病引起的月经过多或不规则阴道出血的情况很多，例如甲状腺功能亢进的病人，由于内分泌的异常，影响到月经，可以出现月经过多或不规则阴道出血；肝病、血友病的病人，体内凝血因子缺乏，也会引起月经过多，出血不止。所以，阴道出血异常时，不能只想到妇科的疾病，而忽略了对全身性疾病的考虑。月经出血的异常往往还是某些全身性疾病的首发症状，只有全面地去考虑，才能够尽早地做出正确的诊断。

腹 痛

各种各样的腰腹痛

早上刚一开诊，我接待的第一个病人是一个30多岁的妇女。她一脸痛苦的表情，弯着腰，用手捂着肚子，嘴里“哎哟，哎哟”地呻吟着。不用问就知道是因为肚子痛来看病的。她说肚子痛了好几天了，自己吃了点儿消炎药也不管用，昨天夜里越痛越厉害，还发热，体温达39℃。看了内科急诊，查了血和尿，内科大夫说不是胃肠炎，也不是胰腺炎、胆囊炎。又请了外科会诊，拍了腹部X线平片，外科大夫说，白细胞高有炎症是肯定的，但又不像阑尾炎和肠梗阻，你还是再到妇产科去看看吧。于是，她来到妇产科就诊。我看了她内科、外科的病历后，开始问她肚子是怎么个痛法，让她形容一下，可她说：“反正就是痛，我也说不上是怎么个痛法，满肚子都痛。”

以腰腹痛为主要症状来妇产科就诊的病人很多，但大多数病人对自己的腰腹痛形容不出来。这是可以理解的，因为人的内脏由病引起的疼痛，主要是病变波及腹膜，刺激了内脏神经所引起的。而内脏神经产生的痛觉与体表神经产生的痛觉不一样，病变的部位、范围、性质不同，产生的疼痛感觉也不同。何况还有个体的差异存在，每个人对疼痛的感觉也不尽相同。但内脏器官病变引起的疼痛可以分为绞痛、钝痛、坠痛和胀痛几大类，而盆腔病变引起腰痛时多为酸痛的感觉。子宫、输卵管、输尿管、肠管等空腔器官痉挛收缩时可表现为绞痛；持续性钝痛多为炎症或为腹腔内出血及腹腔内积液所致；慢性炎症常常表现为隐痛；子宫收缩，特别是宫腔内有积液（积血）不能排出时，常导致下腹坠痛；肠管积气或有腹水时，则有胀痛的感觉。内脏器官病变引起的疼痛还可以放射到其他的部位，如胆囊炎引起的疼痛可放射到肩胛部；宫颈、子宫的病变引起的疼痛常放射至腰骶部；而附件的炎症，疼痛往往放射至同一侧的腹股沟及大腿内侧；腹腔内出血时，可感觉肋下或肛门周围坠痛。但是，值得一提的是，由于卵巢表面没有腹膜覆盖，所以卵巢的肿瘤往往长到很大，甚至卵巢的恶性肿瘤也不会引起腹痛（除非是晚期）。只有当卵巢肿瘤发生蒂扭转时，造成肿瘤缺血、坏死才会引起腹痛，或是卵巢恶性肿瘤引起腹水和转移时才会出现临床症状。这可能正是卵巢癌的病人一般发现时多已到晚期的原因。另外，内脏器官病变引起的腹痛还常伴随某些症状，如卵巢囊肿蒂扭转可伴有恶心、呕吐；盆腔炎常伴有畏寒、发热；腹腔内出血常伴有休克；盆腔肿瘤破裂时常伴有肛门坠胀等。大夫在看病时要问清病人腹痛发生的时间、诱因、部位、性质、放射部位及伴随症状等，再配合妇科检查和B超、血、尿化验等辅助检查，才能做出正确的诊断。因此，病人的主诉很重要，如果病人对症状叙述不清，就有可能增加大夫诊断的难度，甚至误导大夫做出错误的诊断。

面对一个对自己腹痛情况叙述不清的病人，我耐心地询问她："你是几天前开始肚子痛的？""5天前，那时我月经刚刚干净。""开始是不是断断续续有点儿隐痛？""是，先是左边小肚子痛，连着大腿根都痛，后来整个小肚子都痛，昨天夜里满肚子都痛，还发热。""昨天肚子痛厉害以后是不是持续性的钝痛，而不是一阵一阵的绞痛？""太对了，您怎么比我还清楚，是不是您也痛过？"我被她逗乐了："当大夫的还得把所有的病都得过不行？那可就没人当大夫了。"她也笑了。

经过内诊检查，我发现病人白带为脓性，子宫体有明显的压痛，结合她白细胞增高、发热等情况，诊断她为急性盆腔炎。治疗主要是抗感染，炎症控制了，腹痛自然就消失了。但是消炎必须彻底，否则就会迁延为慢性。最后我还叮嘱那位病人，应该学会向大夫叙述自己的症状。

原发性痛经引起的腹痛

兰兰13岁了，几个月以前开始来月经了。这本是女孩进入青春期的自然生理变化，不会对生活和学习有严重影响，但是兰兰每次月经来潮前会出现剧烈的痉挛性腹痛，有时还出现头晕、呕吐，几次在课堂上发作被老师和同学送回家去。可是第二天，月经血流得多了，兰兰反而没事了，又背着书包去上学了。妈妈说要带她到医院看看，检查一下是不是有什么病，她却说："我可不去妇科看病，让同学知道了多难为情。"

一天，兰兰又"犯病"了，肚子痛得直不起腰来，恶心、呕吐、面色苍白、浑身冷汗，可把妈妈吓坏了，大星期天的带她来看急诊。医生先给兰兰测了一下血压，心、肺检查都没有异常，腹部平坦、柔软，中下腹部压痛明显，做了一个盆腔B超检查，也没有异常情况。结合她每次在月经前发作的病史，医生诊断兰兰是"原发性痛经"。兰兰的妈妈非常着急，问兰兰的痛经会不会越来越厉害？会不会影响孩子将来的生育能力？

原发性痛经是因为月经前子宫内膜产生较多的前列腺素（PG）引起子宫肌肉的痉挛性收缩所引起的腹痛及呕吐、头晕、血压低、面色苍白、冷汗等一系列症状。并且内膜中PG越高，痛经也越严重。随着月经的来潮，这些症状都会缓解。这也就是中医所讲的"通则不痛，不通则痛"的道理。这种原发性痛经是一种功能性疾病，常在10余岁的女孩有排卵性月经后开始发作，约有半数14岁左右的女孩月经来时感觉疼痛，随着年龄的增长，症状会逐渐减轻。

原发性痛经的治疗原则是对症治疗。可以在发病时用热水袋热敷下腹部，加强盆腔的血液循环，同时服用一般的止痛剂，如芬必得、索米痛片、扶他林等就可有效。症状严重者可以加服镇静剂和解痉药物。前列腺素拮抗剂可以减少前列腺素使子宫肌肉收缩过强和痉挛的作用而减轻疼痛，如吲哚美辛、阿司匹林等。也可以应用激素抑制排卵来缓解疼痛。在月经前7～10天，应用口服避孕药也可以减轻症状。

中药主要以温经散寒，活血止痛为主。

月月舒颗粒：用于寒凝气滞血瘀型痛经，可在月经前1周开始服用，至经行停服。

妇科得生丹：用于气滞血瘀痛经，月经前1周服用，至经行停服。

延胡索止痛颗粒：用于肝郁气滞型痛经，月经期服用。

少腹逐瘀胶囊（颗粒）：用于寒凝血瘀痛经，月经期服用。

子宫腺肌病引起的痛经

张女士是武警后勤科的一名干事，36岁，就诊时弯着腰，面色苍白，大汗淋漓，由家人搀扶进诊室，询问她的情况，说几个月来每次月经期开始就感到左腹部疼痛难忍，刚开始以为是自己吃冰激凌受凉了，自己服用止痛药后症状减轻，结果近3个月来月经来潮腹痛不减，而且每次疼痛的程度都比前次加重。曾生育一个男孩，做过两次人工流产，平时月经周期规律。我告诉她，这种情况可能是子宫腺肌病引起的疼痛，随即让她查盆腔B超，B超提示：子宫增大，肌壁间回声不均。结果证明了我的诊断。

子宫腺肌病常好发于已婚女性，尤其是多次流产和生育过的女性，真正的致病机制并不清楚，剖宫产瘢痕及子宫搔刮术也可能造成子宫腺肌病。这是异位的子宫内膜组织出现在子宫肌层造成的表现。有些在子宫肌层的异位内膜组织甚至会有增殖、分泌、蜕膜化等类似月经周期的变化，有30%～50%的子宫腺肌病与子宫肌瘤及子宫内膜异位症会共同存在。

西药治疗：布洛芬400毫克每日3次，或者前列腺素合成酶抑制剂氟芬那酸每次200毫克，每日3次，或应用口服避孕药。对于年轻、有生育要求者和近绝经期患者，可予以促性腺激素释放激素激动剂（GnRHa）或达那唑或孕三烯酮等治疗。对于无生育要求者和近绝经期患者，可予以宫腔内放置曼月乐环治疗。

中药以活血化瘀，行气止痛为主。

血府逐瘀口服液：活血化瘀，行气止痛，每次10毫升，每日3次，口服。

少腹逐瘀胶囊：活血逐瘀，散寒止痛，用于偏寒凝血瘀者，每次3粒，每日3次，口服。

丹七片：活血化瘀，用于血瘀气滞者，每次3～5片，每日2次，口服。

排卵痛不可怕

袁女士离婚1年多了，当初丈夫在外拈花惹草，使她染上了淋病性阴道炎。病痛的折磨可以忍受，但精神上的压力难以承受。她和丈夫分手了，一个人带着儿子生活，虽然劳累些，倒还心情舒畅。可是最近几个月总有几天感觉到下腹痛，痛得也不厉害，酸酸的，有时是左边，有时是右边，带着大腿根部都有一种酸痛的感觉，而且肛门也有坠痛感，明显时都有点儿坐不住板凳。她有点儿紧张了，是不是淋病没有完全治好，发展到盆腔炎了？还是淋病的后遗症？想到医院去看看，但是等她安排好时间的时候，肚子又不痛了。这是什么奇怪的病，自己就会好转？可是过了1个月左右，又开始了同样的腹痛。她在朋友的介绍下来找我看病。我先给她做了妇科检查，发现她的外阴、阴道以及子宫颈都很正常，白带的量和性状也都正常。内诊子宫的大小、质地、活动都很好，只是双侧附件稍有增厚，并有轻度的压痛。再仔细问一下她每次发生腹痛的时间，都是在月经的中期。我告诉她："你这是排卵痛。每到月经中期，卵巢中的一个卵泡发育成熟时，就会破裂，排出卵子，同时流出一些卵泡液。一般情况下，卵巢排卵是没有什么感觉的。但如果附件有炎症或粘连，排卵不畅，可以引起排卵期有下腹轻微的酸痛。也可由于卵泡液的刺激引起下腹酸痛，并可放射至大腿根部。因为人体腹腔内的最低点是子宫和直肠之间的腹膜反折间隙，卵泡液流入这个间隙，刺激腹膜后就会有肛门坠痛感。而且如果卵巢有过炎症，排卵时有可能引起少量出血，也可以出现排卵期的腹痛。因为左右两个卵巢可能交替排卵，所以有时左侧下腹痛，有时又右侧下腹痛。这种排卵痛并不可怕，随着盆腔炎症的好转，疼痛逐渐就会消失。"袁女士听后稍微放松了心情。

卵巢囊肿蒂扭转引起的腹痛

洗衣房的刘师傅早上起床后，去厕所解小便，方便完后往起一站时，突然出现左下腹剧烈地绞痛，痛得她直不起腰来，而且疼痛越来越厉害，大汗淋漓、面色苍白。她痛苦的呻吟声唤来了家人，他们赶紧将她用急救车送到医院。看到她弯腰屈膝的强迫体位，了解了她腹痛发作的经过，大家不约而同地想到了一个病——卵巢肿瘤蒂扭转。经过内诊检查，医生在刘师傅的左下腹摸到一个有儿头大小的肿物，半囊半实性，呈不规则形，肿物活动度较大，有蒂，蒂部压痛明显。医生向刘师傅和家属交代：她右侧卵巢有一个肿瘤，已经有儿头大小了，因为肿瘤部分是囊性，部分是实性，各部分重量不均，加之卵巢肿瘤多有蒂，即卵巢的血管、神经与子宫阔韧带的连接组织，所以当病人体位改变，腹腔内出现空间的变化及腹压的变化时，肿瘤就可以发生较大的移位和转动而造成蒂扭转，蒂部的扭转使得其中的血管被挤压而使肿瘤的血液供应突然减少或完全阻断，故而产生缺血引起腹痛。此时必须进行手术治疗，以免肿瘤坏死、破裂。医生急诊准备为她做了手术，切除了卵巢的肿瘤。刘师傅最后痊愈出院。

黄体破裂引起的腹痛

小陈是我们医院内科的一个护士，有一天值夜班，突然出现左下腹撕裂样的疼痛，刚开始没想那么多，因为腹痛在左边，考虑没什么大的脏器，以为休息一下就好了，但很快就出现了心慌、头晕的症状。她感觉不好，赶快找到值班医生，医生考虑她是不是妇科的问题，马上给妇科打电话。我们大夫一看，小陈是未婚，本人无性生活历史，应该排除异位妊娠的可能，因为年龄不大，平时月经周期规律，离下次月经还有一周，考虑可能黄体破裂，立即做B超检查，见左侧附件呈低回声区，肛诊宫颈区有轻度举痛。小陈一直生命体征平稳，无阴道出血，最后给予保守治疗，通过卧床休息、止血、抗感染治疗后，小陈完全康复了。

要知道什么是黄体破裂，首先要了解什么是黄体。一名正常的育龄期女性平均每个月排一次卵，卵子位于卵巢内，卵子排出后，由血液凝成血块填补在原来卵子的位置上，这就是血体。血体中含有一种充满黄色颗粒物质的颗粒细胞，它不断增大，使血体的外观变为黄色，即为黄体。黄体是有寿命的，在卵子排出后7～8天，黄体的发育达到最高峰，如果卵子未受精，在排卵后9～10天，黄体开始萎缩。黄体衰退后，月经来潮，新的月经周期再次开始。

在黄体的发育过程中，可能恰巧破坏了卵巢表面的小血管，于是黄体内部出血，导致内压增加，引起破裂，常见于受到外力挤压如性生活后出现。黄体破裂多发生在月经周期的最后1周，即下次月经来潮前1周内。由于破裂口在腹腔内，血液流入腹腔，可引起一系列症状。最突出的症状是腹痛，开始多为一侧下腹部疼痛，之后如果受破坏的血管较小，出血量少，出血可以自止，腹痛可渐渐减轻，过一段时间后疼痛消失。

如果被破坏的血管较大，出血量多，无法自愈，则可出现头晕、乏力、心悸甚至休克症状，还可伴有恶心、呕吐、肛门坠胀感，此时，需要手术治疗。目前常用腹腔镜手术，将黄体囊肿剔除，破裂的血管结扎或电凝止血，以挽救生命。

先兆流产引起的腹痛

李女士刚怀孕两个多月，因为这几天总是感觉下腹两侧隐痛而来看病。她害怕自己是要流产，要求医生给她保胎。我询问了她的病史，她是第一次怀孕，孕早期有轻度的恶心反应，有些择食、乏力，但没有阴道出血，一直坚持上班，只是最近几天感觉下腹的两侧、腹股沟部位隐痛，是一种持续性的酸痛感，而不是下腹正中的阵发性坠痛。随即让她做盆腔B超检查，但是B超显示早孕活胎，可见明显胎心搏动，宫腔内没有出血征兆。我给她解释，这是因为怀孕以后子宫增大，使得子宫的几对韧带也被牵拉、伸展而引起的疼痛，是一种正常的现象，疼痛很轻，也不会引起流产，一般都在孕早期出现，只要注意休息，避免过度劳累，过一段时间就会好转。但是阴道有出血伴随有腹部阵发性坠痛就应考虑先兆流产，应根据胚胎的成活情况决定是否保胎治疗。

妊娠中期并发阑尾炎

石女士，34岁，患有子宫肌瘤，结婚好几年不孕，这次怀孕前曾有过怀孕3个月发生流产的病史。这次怀孕以后，胎儿在长，子宫在长，肌瘤也在长，由于她体形偏瘦，所以从右侧腹壁就可以摸出鸽蛋大小的肌瘤。石女士一家别提有多紧张了，就怕再发生流产。越怕越有事，石女士妊娠4个月时突然夜间出现了肚子痛，越痛越厉害，是持续性的疼痛，以右下腹痛明显，还伴有恶心、呕吐、发热，末梢血白细胞升高为17×109/L。外科大夫和妇产科大夫一起进行了会诊。石女士右侧腹部压痛明显，反跳痛，肌紧张，最后诊断为妊娠合并阑尾炎。如果不马上手术可能会造成阑尾穿孔引起流产。不过妊娠4个月以后，胎盘的功能完善了，只要手术操作轻柔，适当地用药抑制子宫的收缩，胎儿还是有希望保住的。在连续硬膜外麻醉下，给石女士做了阑尾切除术，手术很顺利，给予抗感染治疗一周后，石女士痊愈出院，5个月后生下一个健康的女婴。

妊娠高血压综合征并发胎盘早剥

车女士妊娠7个月时出现了高血压，不久尿里又出现了蛋白（++），被收住院治疗。医生确诊她患的是妊娠高血压综合征，是一种怀孕期间特有的疾病，以高血压、蛋白尿和水肿为主要症状，严重时可以发生子痫，即抽搐、意识丧失、呼吸暂停等，还可以出现胎盘早剥、弥漫性血管内出血、颅内出血等严重的并发症。这种病的根本原因是全身小血管的痉挛。车女士经过解痉、降压、扩容等治疗后，病情仍没有得到控制，却又突然出现了腹痛、持续性的腹痛及腰部酸痛，但没有阴道出血。大夫检查发现她腹部硬如板状，肚脐上方有压痛，子宫底明显升高，胎心音已经听不清楚。发病仅半小时，车女士已是面色苍白，浑身冷汗，血压下降，出现了休克。大夫确诊她是由于重度妊高征而并发了胎盘早剥，发生了子宫内胎盘后血肿，引起内出血性休克。医生立即组织了抢救，急诊为其做了剖宫产手术。术中发现她的胎盘有4/5已从子宫壁上剥离，剥离的胎盘后血肿积血达800毫升，宫腔内还有许多血液，胎儿因缺血缺氧已经死亡。幸而车女士发病是在医院里，诊断、抢救及时，才没有因为血液渗透子宫肌层使子宫不能收缩（即子宫胎盘卒中）而切除子宫，为她保留了生育的机会。

妊娠期的腹痛可以由多种原因引起，而且发生在不同妊娠时期的腹痛都有常见的不同原因。早期妊娠腹痛，可能是先兆流产，或是子宫韧带的牵拉痛。中期妊娠出现腹痛，有可能是先兆晚期流产，也可能是合并阑尾炎、卵巢囊肿蒂扭转、子宫肌瘤变性等。晚期妊娠出现腹痛，有可能是先兆早产、胎盘早剥，也可能是阑尾炎或羊膜炎。总之，妊娠期出现腹痛，一定要及时就医，寻找原因，否则会影响到母子双方的安全。

产后腹痛不可大意

产妇严女士，因为持续性枕后位难产而产钳助产分娩。产后两天她一直感觉下腹部疼痛，问一下同病房的产妇，都说产后两三天也有腹部疼痛，大夫说那是子宫收缩引起的，是正常的现象，所以严女士也就没往心里去，大夫查房时她也没有特别说明。可是产后第三天她开始发热，体温达38℃，下腹痛不再是一阵一阵的了，而是持续性的腹痛，原来下降了的子宫底又升高了，恶露也多了起来，如果酱样，还有一股腥臭味。当大夫按压她的子宫体时，她痛得叫了起来，再看看侧切伤口，又红又肿，从针眼里往外冒脓，马上把缝线拆除，侧切伤口完全裂开，流出许多脓性的坏死组织。大夫考虑她是产褥感染，有子宫内膜炎和侧切伤口感染，立即加大抗生素用量，并改为静脉给药。虽然热是慢慢退了，但是腹痛仍不缓解。5天以后，大夫要给她换两种药继续抗感染治疗，她说什么也不愿再输液了，要求大夫给她打针就行了。可是没过两天，严女士又开始发热了，并且出现了胸闷、憋气、咳嗽的症状。胸部X线片诊断她有肺炎。真是雪上加霜。大夫说她是因为子宫内膜炎没有能很好地控制而使产褥感染扩散发展为栓塞性静脉炎，感染性栓子通过血循环栓塞在肺部而引起肺炎，还可以发展为肺脓肿，个别的还可以有肺梗死。如果感染得不到控制，还可以因脓毒血症引起全身的严重感染，很容易造成产妇感染中毒性休克而死亡。严女士害怕了，同意让大夫静脉输液治疗，这才使病情很快得到了控制。

产后1～2天，产妇会因子宫的收缩而感觉到下腹痛，同时可以在下腹部摸到一个胎儿头大小的“硬包”，那就是在复旧过程中的子宫体。这是一种正常的产褥期生理现象。但这种宫缩痛是阵发的，疼痛轻微可以忍受。而产褥感染则多在产后3～7天发病，可以先有产道局部的感染，如外阴、阴道、宫颈发炎。这时体温不太高，以局部症状为主，但如果出现了下腹痛伴发热，往往说明已经有子宫内膜炎了。如感染深入肌层则形成子宫肌炎，腹痛就会加重，恶露也会增多。由于产妇的体质虚弱，感染很容易扩散，主要是按血循环的途径扩散，可以形成盆腔结缔组织炎、腹膜炎、栓塞性静脉炎。脓毒血症可以引起全身的感染；盆腔静脉炎累及股静脉时，可以出现下肢肿胀变粗、皮肤发白、疼痛明显，称为“股白肿”。盆腔结缔组织炎可致子宫周围以致全部盆腔内均呈一片浸润增厚的改变，形成所谓“冰冻骨盆”，造成继发不孕。可见产后的腹痛不可大意，应及早治疗，否则此后要经历更多的痛苦。

为什么上避孕环后也会腹痛

小许上了避孕环。可上避孕环之后她总感觉下腹部坠痛不适，听女友们说刚上避孕环不适应，过几天就好了，她也就没到医院去检查。过了几天肚子果然不痛了，朋友们说得真对。丈夫说：“你上了避孕环，这回可保险了，不用害怕再怀孕了。”于是小夫妻很自然和谐地温存了几次。可是到了该来月经的时候小许着急了，人家都说上避孕环后月经会提前来，月经量还特别多，我怎么到期还不来呢？丈夫安慰她说：“别着急，晚点儿来更好，反正有避孕环，你不用害怕。”可是又过了10天，小许开始出现了恶心反应，凭着她几次怀孕的经验，知道自己又怀孕了。到医院一检查，尿酶免试验果然呈阳性，再一做B超，发现子宫内的避孕环不翼而飞了，这到底是怎么回事？大夫问她上避孕环后有什么反应，她说开始几天有点儿肚子痛，一阵一阵的，别人说是不适应，过几天就好了，过了几天她真的就不痛了。大夫笑笑说：“那是因为上避孕环后引起子宫收缩，你生过孩子，又做过几次人工流产，子宫颈口很松弛，几天的宫缩把避孕环给挤掉了，所以肚子也就不痛了。可是你没有发觉，也没有采取别的避孕措施才又怀孕了。”小许这才恍然大悟，可为时已晚，只好再受一次痛苦了。大夫说下次月经后她还可以再上避孕环，这回给她上一个

T形避孕环，这种避孕环不容易脱落，避孕效果好，还带有一个尼龙尾丝，取避孕环的时候很方便，也不痛苦。不过要记住，上避孕环后的第一个月最好不要同房，一是由于上避孕环后子宫内膜会有轻微的损伤，容易引起感染；二是由于上避孕环后子宫内膜产生的避孕反应还未形成，很容易带环怀孕。所以，请做丈夫的体贴理解一下，为了妻子的身体健康，为了今后更幸福地生活，做一次小小的牺牲。小许和丈夫都愉快地接受了。

白带异常

上避孕环后白带为什么增多

宫内节育器俗称避孕环，是我国育龄女性使用率最高的一种避孕工具。它简便、有效、安全，一次放入能避孕多年，不影响性生活，取出后能迅速恢复生育能力。然而，由于个体差异、卫生习惯等原因，有的育龄女性放置避孕环后可能会出现白带增多的现象。

大多数育龄女性放置避孕环后，白带没有异常现象，但也有少数人白带明显增多。张女士生过1个孩子，4岁了，1年前又做了1次人工流产。为了避免再次怀孕，5个月前经与爱人商量，戴上了避孕环。可是2个月后，她感觉白带增多。开始时，她没太在意，后来越来越多，才引起了她的警惕。她害怕自己得了什么病，立即到医院去就诊，听了医生的一席话，她心中的一团迷雾才烟消云散。

医生详细询问了张女士的情况后，又对其进行了妇科检查，做了白带的常规化验，确认没有内、外生殖器官的疾病后，对她说："你的白带增多，与上避孕环有关。这一方面是由于受避孕环尾丝的刺激，子宫颈的上皮分泌液增加了；另一方面避孕环本身是一种异物，可以引起子宫内膜的无菌性炎症，使子宫内膜腺体分泌增加，造成白带增多。一般来说，白带增多不必治疗，也不会影响性生活。不过，如果出现脓性白带，则常常是细菌感染所造成的，应及时治疗。治疗期间要避免房事。若不及时治疗，避孕环的尾丝有可能成为炎症向宫腔上行扩散的导火线。因此，放置带有尾丝的避孕环的育龄女性，更应保持阴道及外阴部清洁，尤其在性生活前后。与此同时，也要督促丈夫在性生活前清洗外生殖器。"

这番话使张女士心中的一块石头落了地。从此以后，她和丈夫都非常注意卫生和清洗下身。随着时间的推移，张女士逐渐适应了避孕环，白带的量逐渐恢复到上避孕环以前。在以后的日子里，再也没有出现过白带增多的现象。

白带与性生活有什么关系

白带有生理性和病理性两种，应加以区别。

生理性白带主要由子宫颈管分泌液、阴道壁渗出液以及子宫内膜和外阴部的分泌物组成。

子宫颈管所产生的白带，是由黏膜的上皮细胞所分泌，黏而且亮，犹如鸡蛋清。白带在月经中期接近排卵时分泌增多，使外阴部有湿润和滑腻的感觉，持续2～3天，有利于精子穿透和储存，这一阶段最容易受孕。若能够避开这一时期，在出现“高峰黏液”4天后性交，则可以避孕，称为黏液避孕法，但这种方法不十分可靠，应配合其他方法同时使用。

由阴道产生的白带，是由阴道周围的血管丛渗出而成，呈水样，通常在激起性欲后10～30秒内产生。首先在阴道腔内有汗珠状渗液，以后迅速增多并相互融合，随性兴奋高潮而到达顶峰。每次性生活可排出10毫升左右，这种渗出液有利于外阴和阴道的润滑，也有利于阴茎在阴道内的抽动。虽说女性的性兴奋比较含蓄，不像男性在性兴奋时阴茎勃起那样无法掩盖，但是，仍然能够通过外阴部的突然润泽、白带分泌的骤然增多而被察觉。所以，男方要待女方阴道润滑后才能性交，使夫妻性生活在协调、和谐的气氛中进行。

绝经后的女性，虽然白带随月经的闭止而消失，但是若能够适当保持性生活，则阴道周围的血管丛因经常充血而不致萎缩，在激起性欲后还能产生一定量的液体，来润滑外阴和阴道，减少干涩不适感。如果不适当进行性生活或年龄过大，虽然仍可以出现性兴奋，但分泌物不多，外阴和阴道则十分干涩，很难有和谐的性生活。另有一些女性，在哺乳期，由于体内雌激素暂时减少，阴道周围的血管丛变薄，也可以出现类似上述的现象。遇到这种情况，在性生活时可人为地添加润滑剂，以防止阴道因干涩而疼痛，或阴道柔韧性下降而导致撕裂出血。

绝经后白带增多伴性交痛怎么办

女性在进入绝经期后，由于体内性激素水平下降，通常阴道内分泌物减少，润滑度降低。倘若绝经后白带反而增多，黏稠没有臭味，颜色淡黄，或带有血丝，则往往是老年性阴道炎所致。检查可见大、小阴唇萎缩，阴道口黏膜苍白，有充血斑点，阴道黏膜萎缩，使阴道变得狭窄、短小。此时，若有性交，往往可引起局部疼痛，性交动作过猛，还可导致阴道壁撕裂而出血。

李大妈的邻居王姨是位妇产科大夫。这一天，吃罢晚饭，李大妈到王姨家串门。在闲聊的过程中，李大妈说老伴和自己闹了别扭，到朋友家下棋去了。王姨连忙追问是怎么回事，李大妈才不好意思地道出了自己心中的烦恼。

李大妈50岁了，已绝经3年，绝经后白带逐渐减少，可近1个月来又突然增多，还伴有外阴瘙痒。性生活的时候，局部疼痛十分明显。李大妈的老伴52岁，身体健康，精力充沛。每隔6～7天就想过一次性生活。李大妈因为疼痛总是回避或者拒绝，使得两人发生了矛盾。

王姨听了这些，安慰李大妈说："没关系，明天到我们医院去做一下妇科检查，就知道是什么原因了。"

第二天，李大妈如约到医院找王姨看病。王姨在给李大妈检查的过程中发现其阴道口黏膜苍白、有充血点，阴道黏膜有些萎缩，子宫和卵巢稍有点儿萎缩。化验白带没有发现滴虫和霉菌等病原体。

王姨告诉李大妈，这是得了老年性阴道炎。李大妈说："我每天都洗下身，怎么还会有炎症呢？"王姨笑了笑说："这种病主要是卵巢功能衰退，体内雌激素水平下降引起的。雌激素是保持女性性特征的主要激素，它能使阴唇、阴道以及子宫发育，保持乳房丰满，并可使阴道产生自净作用。当雌激素水平下降时，性器官即发生萎缩，阴道的黏膜上皮也变薄而无弹性，在性生活时易造成疼痛、撕裂和出血，阴道内环境的改变，也容易招致细菌感染而发炎。"

“既然是这样，那就没治了吧？回去我得告诉老伴，我是病了，而不是……”没等李大妈说完，王姨接着说：“对于这种病，不但能治，而且治疗起来也比较简单，以局部应用雌激素类药物为主。通常采用可宝净栓，其成分为氯喹那多和普罗雌烯，每晚1次，塞入阴道，连续6天为1个疗程，可连续使用3个月。更宝芬，其成分为普罗雌烯，每晚1次，塞入阴道，连续10天为1个疗程，可连续使用2～3个月。也可外用倍美力软膏或欧维婷。外用药之前可用1：5000高锰酸钾溶液坐浴，或用食用醋清洗阴道亦可。一般用药后可明显缓解症状，用药期不宜延长。治疗期间最好暂时停止性生活。恢复性生活后，亦应注意性交动作要轻柔，必要时局部采用润滑剂，以防阴道损伤。双方还应注意性器官的清洁卫生。”

李大妈听了王姨的一番话，心里踏实了许多。谢过王姨后，她到药房取了药。回到家里，对老伴讲了看病经过。老伴非常抱歉，向李大妈道了对不起。

以后，李大妈每晚按时用药，1周后，症状果然消失了，又巩固治疗了两个疗程，到医院找王姨复查，阴道口的黏膜不再苍白了，充血点也无影无踪了。晚上过性生活时舒服了许多，李大妈的老伴十分满意，更加关心、体贴她了。

得了霉菌性阴道炎白带有什么改变

小邓25岁，平时非常注意卫生，经常用外阴清洁剂洗局部，有时每天清洗2～3次，但是前几天突然外阴瘙痒难忍，坐立不安，并且白带增多，呈豆腐渣样，她立即去医院看妇科。医生看到小邓的小阴唇内侧以及阴道黏膜附着白色膜状物，擦净后见黏膜充血、水肿，甚至有小的糜烂面。医生检查了白带后，告诉她是患了霉菌性阴道炎（白色念珠菌性阴道炎）。

小邓问医生：“我平时非常注意卫生，怎么可能得霉菌性阴道炎呢？”医生告诉她：在正常情况下，阴道里存在不少细菌等微生物。当阴道内糖原增多，酸度增加时，最适于霉菌繁殖而引起炎症，主要表现为白带增多，呈豆腐渣样。在白带的刺激下，外阴部奇痒。这种病多见于孕妇、糖尿病病人或接受大量雌激素治疗和长期应用抗生素的患者，还有就是像你这样过度清洗外阴的，也会造成阴道菌群失调，当然同时还多见于有不洁性生活、用公用坐便器、盆浴、使用不洁卫生巾等患者。

对于治疗霉菌性阴道炎，平时内裤应煮沸5～10分钟，或者太阳下暴晒，卫生巾应勤换，对于外阴清洁用清水即可，避免长期使用化学制剂。治疗方法多种多样，但是一定要按疗程，足量用药，一般建议在月经前后一周分别用药，连续用药3个月经周期。建议在医生的指导下用药，可以用克霉唑阴道栓、达克宁栓塞阴用。对于已婚夫妇应同时治疗。

患有常见的滴虫性阴道炎白带会变色

小红平时身体特棒，很少得病。夏天到了，为了消暑解热，她经常去游泳。这下遇到了麻烦，人倒是清凉舒服了，可外阴却瘙痒起来，白带也增多了，还变了颜色，呈黄色泡沫样，味儿可难闻了，她赶紧到医院去看病。

医生听了病史后，给她做了妇科检查。发现她的阴道黏膜有散在的红色斑点，后穹隆有大量黄绿色泡沫状白带，有腥臭味。医生从她的阴道里取了一点儿白带放到一个玻璃片上，滴上一滴盐水，放到显微镜下一看，哇，有许多小虫子在活动，这是阴道毛滴虫。医生告诉小红她得了滴虫性阴道炎。小红好奇心挺强，也趴在显微镜上看了起来。她看到这些小虫子像一滴刚要落下的水珠，一头圆，一头尖，尖头还有4根毛。那毛来回摆动，滴虫也向前游动。

“这滴虫怎么会爬到我的阴道里去呢？”小红不解地问医生。医生告诉她：“滴虫性阴道炎的主要传播途径是通过性交传播，还有就是通过公共浴池、浴盆、浴巾、游泳池、厕所、衣物、器械及敷料等途径间接传播。你很可能就是通过游泳而传染上的。滴虫的生活能力很强，既耐寒又耐热，在一般水里及肥皂水里都能存活，在15℃～42℃下繁殖力最强。人的体温是36℃左右，一旦染上滴虫，可不容易去根儿呢。”“那怎么办呢，我不会好了吗？”小红急得都快哭了。

医生立即安慰小红，告诉她不要着急，说有许多治疗方法。她说：“适宜滴虫生长的阴道酸碱度（pH值）是5.1～5.4，滴虫在阴道酸碱度5以下或7.5以上的环境中则不生长。所以治疗起来，首先可用醋洗外阴，当然现在临床上还有许多洗剂，如紫英洗剂、洁尔阴等。用1%的乳酸、0.5%的醋酸或1：5000的高锰酸钾溶液冲洗外阴、阴道，都可以提高疗效。还可以用甲硝唑栓500毫克，1天1次，塞入阴道，10天为1个疗程。还有全身用药，可使用甲硝唑、替硝唑片。已婚女性，可夫妇同服，疗效很好。”

医生还嘱咐小红，治疗期间要禁止性生活，以免夫妻间相互传染。为了避免重复感染，内裤以及洗涤用的毛巾，应煮沸5～10分钟，以消灭病原体。治疗后检查滴虫为阴性时，仍应于下次月经后继续治疗一个疗程，以巩固疗效。因为月经前后，隐藏在腺体及阴道皱襞中的滴虫常常得以繁殖。若月经后复查白带，3次检查均为阴性，方可称为治愈。

小红回到家里，按照医嘱，她和爱人同时各服替硝唑。她每晚清洗外阴，阴道内使用甲硝唑栓。1个疗程下来白带大大减少，复查白带滴虫为阴性，3个疗程后就痊愈了。

怎么会有牛奶样白带

芳芳平日里活泼开朗，善于交际。可近日她却心事重重，坐卧不安。原来她发现最近自己的白带特别多，均匀似牛奶，而且有鱼腥味，1天洗2次下身，也无济于事。她只好到医院做了妇科检查。医生排除了其他疾病，最后诊断为细菌性阴道病。

细菌性阴道病由细菌引起，并且是一组细菌共同作用的结果，其中包括加德纳尔菌、动弯杆菌及其他厌氧菌。健康女性的阴道内存在许多菌群，由乳酸杆菌占统治地位，它可以产生过氧化氢杀死厌氧菌。而当人体的免疫力低下、内分泌功能紊乱、月经前后、感冒或性关系紊乱和性生活过度时，阴道内环境发生变化，厌氧菌大量繁殖，抑制了乳酸杆菌的生长，使加德纳尔菌和厌氧菌在阴道内占主导地位，产生细菌性阴道病。厌氧菌大量生长可以产生胺类物质，发出令人厌恶的臭鱼烂虾味。

细菌性阴道病可以通过性接触传播，在不洁性交的人群中发病率高。但也可以通过水、毛巾、衣服等传播。月经初潮的处女也会得这种病。芳芳在得病前，经常洗盆浴，泡澡、用公共毛巾。如此，她得细菌性阴道病也就不足为奇了。

细菌性阴道病患者最大的烦恼是阴道分泌物增多，白色均匀似牛奶，腥臭味，一般没有外阴瘙痒。阴道壁及外阴的炎症不明显，丈夫的生殖器也会散发同样的鱼腥味。因为男性的精液中含有碱性的前列腺液，进入阴道内与分泌物接触后，可以释放出胺类物质，使臭味加重。

细菌性阴道病与子宫切除术后、剖宫产术后及流产后的关系密切，与产妇以及新生儿的感染有关，并且增加早产及胎膜早破的风险。

诊断细菌性阴道病的标准有如下4条。

①均匀一致的白色牛奶样白带。

②阴道分泌物的酸碱度大于4.5。

③胺臭味试验阳性，即白带涂在玻璃片上加一滴10％的氢氧化钾1～2滴出现鱼腥味。

④白带镜检见线索细胞（成百上亿个加德纳尔菌或某些厌氧菌附着在阴道脱落的表层细胞上）。

上述4条中任何3条阳性即可确诊。

细菌性阴道病的治疗，建议在医生的指导下用药，常用方法有：口服甲硝唑或者替硝唑片，外用克林霉素软膏涂抹阴道，或双唑泰栓塞阴道，每晚1次，共7天。

芳芳通过口服如上药物及外用甲硝唑后，就痊愈了。

急性和慢性子宫颈炎的白带有区别吗

子宫颈管或它的外口周围感染后引起发炎称为子宫颈炎。子宫颈炎有急性和慢性两种。

急性子宫颈炎主要见于感染性流产、产褥期感染、宫颈损伤或阴道异物并发感染。常见的病原体为葡萄球菌、链球菌、肠球菌等。发炎时，阴道流出大量脓样的液体，子宫颈又红又肿，一触即痛，并有腹胀、体温上升等症状。

慢性子宫颈炎一般都是急性感染的继续，由急性子宫颈炎转变而来。因子宫颈腺体分枝多，并且子宫颈管内膜皱襞多，感染不易被彻底消除，从而形成慢性炎症，多见于分娩、流产或手术损伤宫颈后，也有的患者无急性宫颈炎症状，直接发生慢性宫颈炎。慢性宫颈炎的病原体主要为葡萄球菌、链球菌、大肠杆菌及厌氧菌。慢性发炎时，白带增多，有的颜色淡黄像豆浆，有的呈乳白色黏液状，有的色黄像脓液，还有的呈血性或性交后出血。如果炎症扩散到盆腔，会引起下腹坠胀、腰骶部疼痛及痛经等症状。

慢性子宫颈炎有以下几种主要表现。

宫颈充血水肿不明显，主要表现为不同程度的宫颈肥大、外口内分泌物偏黄色或可伴有宫颈息肉、宫颈内膜炎等。

①宫颈肥大：由于慢性炎症的长期刺激，子宫颈充血、水肿、腺体和间质增生，而使宫颈呈不同程度的肥大。

②宫颈息肉：在慢性炎症的长期刺激下，宫颈管黏膜局部增生，由于子宫具有排异作用，使增生的黏膜逐渐突出于宫颈口，形成息肉。

③宫颈内膜炎：即宫颈管炎。炎症局限于宫颈管黏膜及其下的组织，临床见宫颈阴道部光滑，但宫颈口充血或有脓性分泌物堵塞。

因早期子宫颈癌与宫颈炎症从外观检查不易识别，故在宫颈炎症治疗前应先做宫颈刮片检查，排除早期癌。对血性白带或接触性出血者尤应警惕，必要时做宫颈活体组织检查，以免将早期癌诊为炎症而延误治疗。

慢性子宫颈炎的治疗

慢性子宫颈炎一般可不予治疗，如果症状明显，以局部治疗为主，可采用物理治疗、药物治疗。

因慢性宫颈炎的症状常为其他妇科病所掩蔽，故多在例行妇科检查时始发现。当宫颈感染的病原体比较明确时，可以针对性选择口服和局部抗病原体的药物进行治疗。目前在临床使用的物理和药物等方法主要是针对因为宫颈柱状上皮异位继发感染（即过去所称的宫颈糜烂）来进行治疗的。

1.物理治疗

①电熨：此法较简单。局部温度可达100℃，可使整个病变区组织呈乳白色或黄色，从而去除病灶。治疗时间应在月经干净后3～7天内进行，有急性生殖器炎症时禁用。

②冷冻疗法：利用制冷剂，快速产生超低温，其温度为-196℃，可使与冷冻接触的组织快速降至-40℃～-45℃，使炎症组织冻结、坏死、变性而脱落，创面经组织修复而达到治疗疾病的目的。

③激光治疗：使用CO_2激光器治疗，使炎症组织炭化结痂，痂皮脱落后创面为新生的鳞状上皮覆盖。需要指出的是，有人认为尚未生育的女性最好不用激光疗法，原因是通过激光治疗的宫颈有可能影响以后分娩时宫颈扩张，从而造成难产，但是，临床上证据尚不充分。

④微波治疗：微波是一种新型的物理疗法，当微波电板解压局部病变组织时，即在瞬间产生很小范围的高热而直接作用于病灶，使糜烂组织坏死，落后创面为新生的鳞状上皮覆盖。对宫颈炎症有一定的治疗效果。

⑤波姆灯治疗：波姆灯治疗仪是新的治疗宫颈炎症的仪器，术后使用抗生素10天，禁盆浴2周，禁性生活1个月。术后1～2个月复查。

⑥红外线凝结法：用红外线照射，局部组织凝固、坏死、脱落，形成非炎性表浅溃疡，肉芽组织生长后终为新生鳞状上皮覆盖而治愈。此法副作用小，术后阴道流液较少，痂膜薄而脱落快。

上述方法是治疗宫颈炎症的经典有效的方法，下面介绍两种新引进的方法。

①自凝刀治疗：在B超动态观察和引导下，通过自凝刀将射频治疗源经过阴道，准确定点地介入到人体的局部病变部位，自动精确地控制其治疗频率、时间和治疗范围，使病变局部组织产生生物高热效应，然后使宫颈炎症组织发生凝固、变性和坏死，使之得以消融，最后被正常组织吸收或自动排出。

②聚焦海扶超声技术治疗：该技术通过细如发丝的高频电波丝来完成子宫疾病的治疗。它通过圆形、方形、三角形电极来修复宫颈管组织，可迅速消除炎症，修复糜烂面，达到传统治疗达不到的非常精细的手术效果，不会造成组织拉扯、炭化的现象，对周围组织伤害小，留下瘢痕的机会小，并发症少，手术时间短，操作简单，仅用局部麻醉，不必住院。

电疗、激光等治疗后2～3天，阴道会有较多量的血性样或黄水样分泌物排出，常需应用卫生巾，一般2～3周停止。如果阴道分泌物过多，刺激外阴局部不适时，可用温水或1：5000高锰酸钾液清洗外阴，早晚各1次。同时禁房事1～2个月，1个月内不要进游泳池游泳。

如果原来有宫颈柱状上皮异位，怀孕后由于激素的变化病变常常加重。宫颈病变对胎儿基本没有什么影响，而且孕期不宜治疗。所以，如果怀孕后发现宫颈柱状上皮异位，排除恶变后，定期观察即可。如果出现阴道出血，应与流产相鉴别，必要时做相应的妇科检查。

2. 药物治疗

①阴道冲洗：可用1：5000高锰酸钾液在上药前冲洗阴道。

②局部上药：a.阴道冲洗后，可用10%～20%硝酸银用棉签蘸后涂于局部，每周上药1次，每疗程2～4次，上药后用生理盐水棉球轻擦局部。此法简单，适用于基层单位。b.重铬酸钾液：此药有杀菌、消肿的作用。本法简单，药液易于配制，用药量少，副反应少，便于携带，适用于基层单位或普查后。c.爱宝疗栓：隔天晚间外阴洗净后，将1栓放入阴道深部，共上药6～12次为1个疗程，上药完毕3个月经周期后，于月经后复查。

如何预防慢性宫颈炎呢？首先应预防急性感染。

①医务人员接生或做阴道手术，要严格执行无菌操作，并对术后护理做好指导。

②注意经期卫生、流产期及产褥期卫生。

③注意性生活卫生，预防阴道炎。

④注意锻炼身体，适当注意营养卫生，保持身心健康。

因慢性宫颈炎是由急性感染转变而来，故在宫颈炎的急性期加以控制，彻底治疗，是预防慢性宫颈炎的关键。

外阴炎也会影响白带吗

代女士从深圳出差回来，丈夫非常高兴，不仅亲自从飞机场将太太接回了家，还特意做了一桌丰盛的晚餐，为太太接风。代女士非常感动，对丈夫也情意绵绵，温柔万分。

久别胜似新婚，这天晚上他们早早就上了床，那个缠绵劲儿就别提了。可是当丈夫要做爱时，代女士感到外阴既痒又痛，不自觉地躲闪。丈夫忙问是怎么回事。代女士说，这些天不知道为什么，外阴瘙痒，而且肿痛，白带增多。丈夫发现太太的外阴有许多抓痕，他开始怀疑太太有不轨行为。代女士对于丈夫的不信任感到万分委屈。这些天，她一直感到下身不舒服，可又无可奈何。由于单位是她一个人出差，工作繁忙，没有时间到医院去看病，只好忍着。为了给自己正名，第二天，她请丈夫陪她去看病。

在医院，妇科肖大夫给代女士做了检查，她发现代女士的大、小阴唇沟的表皮增厚粗糙呈灰白色，还有2～3个小裂口。其他内外生殖器都无异常，白带检查也未发现滴虫和霉菌。肖大夫确定代女士是得了外阴炎。

阴道分泌物增多、外阴皮肤不洁、月经血、某些化学药品、化纤制品、尿瘘患者的尿液或糖尿病患者的尿液等种种刺激，都易引起外阴炎。

代女士很爱干净，可又不懂医学常识。她认为住处的盆谁都用，很脏，所以每晚都用很浓的高锰酸钾水泡盆，洗干净盆之后，再用相当浓的高锰酸钾水坐浴。结果，2～3天后外阴就既痒又痛又肿，还有黄色分泌物，量很多，发生了外阴炎。

外阴炎治疗起来比较简单，应积极寻找病因包括检查阴道分泌物及尿糖，以消除刺激的来源。局部可用1∶5000的高锰酸钾液坐浴，每日2次，若有破溃可涂抗生素软膏，或用中药苦参、蛇床子、白藓皮、土茯苓、黄檗各15克，川椒6克，水煎熏洗外阴部，每日1～2次。

代女士的丈夫知道自己太太得病的原因后非常不安，他为自己无端猜疑妻子而感到惭愧，忙向妻子道对不起。

回到家里，代女士按照肖大夫的嘱咐，认真治疗，一丝不苟，不到1个月就痊愈了。

阴道异物会影响白带吗

莹莹5岁了，聪明、伶俐、可爱。每天从幼儿园回到家中，总是又蹦又跳，叽叽喳喳像只小鸟。可突然一天不知是怎么了，她闷闷不乐，还总是搔抓阴部，跟妈妈说屁屁痒痒。妈妈急忙脱下她的裤子，查看她的阴部。她发现莹莹的外阴有些红，还有黄色分泌物，并有臭味。妈妈感到奇怪，急忙带莹莹到医院去看病。

医生边给莹莹检查，边诱导地问莹莹："这些天都做什么了，有没有把什么小东西塞到屁屁里面去？"莹莹眨了眨那双黑亮的大眼睛，想了想说："前天跟兰兰一起玩儿的时候，把一个粉笔头塞进去了。"

就是这个粉笔头在作怪，它在莹莹的阴道里待了两天，致使细菌感染引起阴道炎症。因为炎症而使阴道产生分泌物，刺激外阴引起瘙痒。女孩长大以后，若染上手淫，如往阴道里放东西，会有同样的情况发生，甚至更严重。

阴道内有异物，取出即可。对于已婚女性，可以打开阴道窥器，直接用镊子取出。但对于莹莹这样的小孩，可就没那么容易了，需要在静脉麻醉下，借助阴道镜取出。然后每天用1：5000的高锰酸钾溶液坐浴及口服一些抗生素。

医生将莹莹收住了院，在静脉麻醉下，借助阴道镜取出了粉笔头。然后让其用1：5000的高锰酸钾溶液冲洗外阴5天，口服了一些氨苄西林，莹莹的症状很快就消失了。出院时，莹莹又变成活蹦乱跳的小姑娘了。

急性盆腔炎引起的白带增多

王女士生了个大胖小子，还没满月，就整天不知疲倦地围着儿子转，那种喜悦自不必说。可是这两天她却总感觉乏力、肚子痛、发热，阴道分泌物增多。这天，她只好丢下儿子，在丈夫的陪同下来到医院做检查。

医生听了王女士的病史后，给她测了体温，是38.2℃。妇科检查时，发现王女士的子宫颈口有脓性黏液排出，子宫稍大，有压痛。血常规检查，白细胞13.2×109/L，中性粒细胞约占81%，淋巴细胞约占19%。医生诊断为子宫内膜炎。

怎么得的呢？医生仔细询问王女士，方知她患此病的原因。原来，在怀孕期间，为了防止流产及早产，她和爱人订立了一个君子协定，不过或少过性生活。结果，在十月怀胎中，只在怀孕四五个月的时候，过了那么有数的几次性生活。可是，待孩子安全生下，王女士的恶露刚刚干净，还未出满月的时候，她的爱人就按捺不住性的饥渴，要求与王女士做爱。结果王女士就出了问题。

王女士的爱人不好意思地问医生："她的恶露已经干净，怎么还会得炎症呢？"医生笑了笑说："产妇在产后1个月子宫颈才能完全恢复正常形态，子宫内膜在产后6周方可全部修复。如果在产后不到1个月就开始做爱，细菌很易通过宫颈进入宫腔。正常情况下，细菌很快地被吞噬作用清除，而当宫腔内细菌的生存环境有改变，如产褥期或流产后，细菌就会大量地繁殖，导致子宫内膜炎。而由细菌引起的女性内生殖器炎症不止子宫内膜炎一种。"

女性内生殖器包括阴道、子宫、输卵管及卵巢。女性内生殖器及其周围的结缔组织、盆腔腹膜发生炎症时，称为盆腔炎。炎症可局限于一个部位，也可几个部位同时发病。按其发病过程，临床表现可分为急性与慢性两种。急性炎症有可能引起弥漫性腹膜炎、败血症以致感染性休克等严重后果。

引起急性盆腔炎的原因一般为：

①产后或流产后感染：分娩后产妇体质虚弱，宫颈口未很好关闭，如分娩造成产道损伤或有胎盘、胎膜残留等，或过性生活，病原体侵入宫腔，容易引起感染；流产过程中流血时间过长，或有组织残留于子宫腔内，或手术无菌操作不严格都可以引发急性盆腔炎。

②宫腔内手术操作术后感染：如放置避孕环、刮宫术、输卵管通液术、

子宫输卵管造影术、宫腔镜检查等，由于手术消毒不严格或术前适应证选择不当，如生殖道原有慢性炎症，经手术干扰而引起急性发作并扩散。

③经期卫生不良：月经期子宫内膜的剥脱面，有扩张的血窦及凝血块，为细菌的良好滋生环境，如不注意卫生、使用不洁的卫生巾、经期性交等均可使病原体侵入而引起炎症。

④邻近器官的直接蔓延：如阑尾炎、腹膜炎等。

⑤慢性盆腔炎急性发作。

⑥感染性传播疾病：不洁性生活史、早年性交、多个性伴侣、性交过频者可致性传播疾病的病原体入侵，引起盆腔炎症。

引起盆腔炎的病原体为葡萄球菌、链球菌、大肠杆菌、厌氧菌、淋菌、沙眼衣原体、支原体以及疱疹病毒等。

急性盆腔炎包括：急性子宫内膜炎及急性子宫肌炎；急性输卵管炎、输卵管积脓、输卵管卵巢脓肿；急性盆腔结缔组织炎；急性盆腔腹膜炎；败血症及脓毒血症。

急性盆腔炎有下列表现：下腹疼痛、高热、寒战、头痛、食欲不振、恶心、呕吐、腹胀、腹泻等，最主要的是白带增多。

病人呈急性病容，心率快，体温高，下腹有肌紧张、压痛、反跳痛，肠鸣音减弱或消失。盆腔检查，阴道可能充血，有大量脓性分泌物，穹隆触痛明显，宫颈充血、水肿，举痛明显。子宫体略大，有压痛，活动度受限。子宫的两侧压痛明显，有时可扪及肿块。但是，当有这些表现时，一定要与急性阑尾炎、异位妊娠、卵巢囊肿蒂扭转或破裂等急腹症等相区别。

关于治疗。一是要卧床休息，半卧位有利于脓液聚积于子宫直肠陷凹而使炎症局限。二是要加强营养，高热时采用物理降温。三是应用抗生素。根据药物敏感试验选用抗生素。在获得化验结果前，若病情不严重可选用青霉素或甲硝唑治疗；若病情严重则选用广谱抗生素，联合用药效果好，配伍须合理，药物种类要少，毒性小。细菌培养结果出来后，可根据情况予以更换抗生素。四是中药治疗。以清热解毒、活血化瘀为主。五是手术治疗。经药物治疗无效，有脓肿形成，体温持续不降，病人中毒症状加重或肿块增大者；输卵管积脓或输卵管卵巢脓肿者；脓肿破裂者等都应手术。手术范围应根据病变范围、病人年龄、一般情况等条件全面考虑，原则是以切除病灶为主。年轻女性采用保守性手术，保留卵巢功能；年龄大、双侧附件受累或附件脓肿屡次发作者行全子宫及双侧附件切除术；对极度衰弱危重病人的手术范围须按具体情况决定。

王女士被收住院。经过卧床休息，加强营养，静脉点滴青霉素960万单位/日和甲硝唑1克/日1周，后又改服头孢拉定1.5克/日和甲硝唑0.6克/日5天，其症状很快就消失了。停药后观察3天王女士就痊愈出院了。

阴道排液是怎么回事

1. 输卵管积水引起的阴道排液

小文近日发现阴道内总有一股一股的液体往外流，内裤潮湿，很难受，怎么洗也不管用。

她想起自己曾经从书上看到，输卵管积水可以引起阴道排液，早期输卵管癌很像输卵管积水，也可以引起阴道排液。小文很害怕，赶快去了医院，检查白带结果正常，既没有发现滴虫，也没有发现霉菌。外阴、阴道及宫颈都没有炎症表现。子宫也是正常大小。可是子宫的右侧有一个包块，这个包块呈扭曲的腊肠状，囊性，活动，与周围组织没有粘连，无压痛。医生初步诊断小文得了输卵管积水。

输卵管积水的发病机制尚不清楚，有人认为是慢性输卵管积脓的脓性渗出物被吸收后，残留的液体所形成的，但大多数人则认为是由于毒性较低的细菌上行性感染所致。细菌主要感染输卵管黏膜，当伞部黏膜因炎症粘连闭锁后，积聚在管腔内的漏出液和渗出液逐渐增多而形成输卵管积水。

由于输卵管积水内含的液体的释放可以出现持续性或间歇性的阴道排液，所以被称作外溢性输卵管积水。

输卵管积水多呈扭曲的腊肠或曲颈蒸馏瓶状，但一般与周围器官无粘连或仅有少量稀松的粘连。其管壁外表光滑，壁薄而透明，伞部内翻，伞端开口完全闭塞。管内液体清亮，管腔呈单房或多房型，但以单房型为多见。

在排除了其他原因的阴道排液，以及在腹腔镜或剖腹术时见到输卵管积水，便可做出诊断。因为早期输卵管癌很像单侧的输卵管积水，所以必须充分地观察，甚至需切除少量组织做组织学检查。

对本病的治疗取决于患者是否期望保留生育功能以及症状的严重程度。如果症状轻，不影响生育，只需单纯观察。如果患者无生育要求，并且症状严重，宜行全子宫切除、双侧输卵管切除以及可能的双侧卵巢切除术。

小文已经有了一个孩子，但是因为她刚刚30岁，很年轻，就给她做了右侧输卵管切除术加左侧输卵管结扎术。手术顺利，术后病理报告是右侧输卵管积水。7天后腹部伤口拆线，愈合良好，小文愉快地出院了。

2. 输卵管癌引起的阴道排液

贾奶奶76岁，绝经已经20多年了。没有采取过避孕措施，只生了一个孩子。前一段时间，贾奶奶感觉阴道有时流水，量多少不一，没有臭味，而且腹部稍感不适，还经常头晕、乏力，吃不下东西。

女儿带贾奶奶到医院检查，医生看到她的阴道内有黄色水样液体流出，内诊检查，子宫萎缩变小，子宫左后方可触及一个约5厘米×4厘米×4厘米大小的不活动包块。医生考虑为卵巢肿物，在做好了充分的术前准备之后，择期在全身麻醉下，在用心电监护的同时开腹探查。术中发现贾奶奶的左侧输卵管增粗，外形呈腊肠样，与子宫及盆壁粘连，质实兼有囊性感，子宫稍小、质中，右侧附件无异常。随即切除了子宫及双侧附件送冰冻切片做病理检查，结果确诊为原发性输卵管癌，随后又切除了大网膜组织。石蜡病理组织学检查确诊为原发性输卵管癌，子宫和双侧卵巢及大网膜组织均未见转移。

原发性输卵管癌是女性生殖器官中最少见的一种癌症，其发病率占妇科恶性肿瘤的0.1%～0.5%。平均发病年龄为52岁，90%以上病例在40岁以后发病。

原发性输卵管癌的确切发病原因尚不明了，鉴于这种患者50%有不育史，70%伴有慢性输卵管炎，因此认为炎症可能是其发病诱因。但输卵管炎发病率很高，而癌变却如此稀少，有人提出输卵管炎可能仅是输卵管癌的伴随病变。

此类患者中2/3病例为单侧性，好发于壶腹部或伞部，外观犹如输卵管积水，管腔中可见乳头状组织及混浊液体。

原发性输卵管癌有直接蔓延、淋巴道转移及血行转移3个途径。

输卵管癌早期时多无症状。当病变发展时，可出现阴道排液、腹痛和盆腔肿块，称为输卵管癌“三联征”。典型的三联征很少出现，因此凡遇到有间歇性阴道排液症状的妇女，应想到自己有患输卵管癌的可能；尤其当排液症状和腹痛、腹部肿块紧密联系时，即可做出临床诊断。

手术是输卵管癌的最主要治疗手段。手术范围应包括全子宫、双附件、大网膜、阑尾以及盆腔淋巴结切除术。

给贾奶奶做完手术，医生重做病例讨论时，回想起贾奶奶就诊时主诉有腹部不适及阴道排液病史，而且子宫后方触及包块，实际上是比较典型的输卵管癌三联征，但仍误诊为卵巢肿物，主要是此病临床很少见，经验不足之故。医生们从而吸取了一次非常深刻的教训。

阴道里怎么会流尿

1年前，王女士在家乡生了个小孩。因为孩子个头比较大，又是接生婆接生，孩子生得很困难，产后她感觉阴道内总是有水往外流，旁人还能从她身上闻到尿臊味。家里人催她赶快到医院去看看。可是，因为孩子太小，脱不开身，她就没去。半年过去了，情况越来越糟，她和孩子一样，也需要垫上尿布了。无奈，她来到了乡卫生所。

卫生所的大夫检查了半天，也没发现什么问题，可看到王女士垫着湿漉漉的尿布，觉得还是不正常，嘱咐她到市里的大医院去就诊。

这一天，王女士将孩子交给婆婆，在丈夫的陪同下来到市里一家医院看病。

大夫发现王女士的阴道前壁中段有一个不易被发现的小孔，有尿液经过这个小孔流到阴道。用一个小探针，通过小孔可以进入尿道腔。大夫问清了王女士生孩子的情况后，判定王女士得的是尿道阴道瘘。

尿道阴道瘘属于尿瘘的一种。按解剖部位，尿瘘还分为膀胱阴道瘘、膀胱尿道阴道瘘、宫颈膀胱阴道瘘及输尿管阴道瘘等。

尿瘘主要病因是难产损伤，其次为手术损伤，极少数为其他损伤或感染所致。

尿瘘的主要表现是漏尿、外阴及臀部皮炎、泌尿系感染、阴道瘢痕狭窄及闭经等。

关于尿瘘的诊断，可根据病史找出尿瘘发生的原因；通过妇科检查，确定尿瘘的存在。对特殊病例要进行一些辅助检查，如亚甲蓝试验、靛胭脂试验、膀胱镜检查、肾显像、静脉肾盂造影等。

尿瘘的治疗以手术为主。如为新鲜清洁瘘孔应立即修补。如因感染，组织坏死，当时不能修补或第一次修补失败者，应在3～6个月后待局部炎症水肿充分消退以后再行修补。有的瘘孔不太大，两个月自愈者也属可能。手术宜在月经净后3～5天进行，这样有利于伤口愈合。

手术有经阴道、经腹和经阴道腹部联合途径之分。原则上应根据瘘孔类型和部位选择不同途径。绝大多数膀胱阴道瘘和尿道阴道瘘经阴道手术，输尿管阴道瘘多需经腹手术。

术前要注意控制炎症，如皮炎、尿路感染等；对老年或闭经患者，应给少量雌激素，促进阴道上皮增生变厚，有利于伤口愈合；瘢痕严重者，术前给肾上腺皮质激素、透明质酸酶或糜蛋白酶等促进瘢痕软化；术前应做尿培养加药物敏感试验，便于术后抗生素的选择应用，并且术前3～5日用1：5000高锰酸钾液坐浴。

后来，王女士被收住院。在她月经干净的第三天做了手术——经阴道尿道阴道瘘修补术。术后用青霉素预防感染，尿管保留了10天。伤口愈合非常好。

王女士出院的时候，浑身干净利落，充满了朝气，身上再也闻不到尿臊味了。

外阴色素减退疾病引起的瘙痒

王大妈50多岁，绝经4年多了。本来阴道干干的，没有什么分泌物。可是近1年来，不知道是怎么搞的，白带增多，外阴奇痒难忍，抓破后还伴有局部疼痛。她每天清洗外阴，一直穿棉质内裤，又无糖尿病。到附近街道医院检查了多次，都没有发现滴虫和霉菌，曾用高锰酸钾溶液坐浴，还是不见效。

这一天，王大妈的女儿带王大妈到一家市级医院妇产科就诊。经大夫检查发现，王大妈的两侧大小阴唇、阴蒂等处的皮肤变白，呈对称性。病区皮肤有的增厚似皮革，有的变薄，干燥而失去弹性。阴道口有些挛缩狭窄。大夫告诉王大妈的女儿，王大妈得的是外阴硬化性苔藓。大夫在王大妈左侧大阴唇的一个白色隆起处做了一个活体组织学检查，未发现癌前病变，确定是良性疾病。

外阴硬化性苔藓的病因迄今不明，因而有关其命名意见不一。1975年将其命名为慢性外阴营养不良，但迄今未发现病变部位有明确的血管神经营养失调，1987年国际外阴疾病研究学会（ISSVD）建议旧的术语“营养不良”应由一种新的病理学分类“皮肤和黏膜上皮的非瘤样病变（NMVD）”代替。在所有病例中，诊断有赖于疑似部位病变的活检。皮肤黏膜的非瘤样病变（NMVD）如苔藓样硬化，鳞状上皮增生以及其他皮肤病的恶性风险很低，苔藓样硬化伴有增生的患者风险较高。

慢性外阴营养不良可分为增生型营养不良、硬化苔藓型营养不良以及混合型营养不良三种类型。

鳞状上皮细胞增生是以外阴瘙痒为主要症状的外阴疾病，以往称为增生型营养不良，一般多发生在30～60岁的女性中，主要症状为外阴奇痒难忍，抓破后伴有局部疼痛。病变主要波及大阴唇、阴唇间沟、阴蒂包皮和后联合等处，常呈对称性。病区皮肤增厚似皮革，隆起有皱襞，或有鳞屑、湿疹样改变。外阴颜色多暗红或粉红，夹杂有界限清晰的白色斑块。一般无萎缩或粘连。

外阴苔藓样硬化（lichen sclerosus）是一种累及女性肛周会阴部位慢性炎

性皮肤疾病，主要表现为外阴及肛周皮肤萎缩变薄。由于皮肤萎缩为此病特征，既往又称为苔藓样硬化和萎缩（lichen sclerosis et atrophicus）。瘙痒和经常出现烧灼样疼痛为最常见症状，但是在一些偶发病例中，亦可能无症状。常见病损部位位于大阴唇、小阴唇、阴蒂包皮、阴唇后联合及肛周，多呈对称性。主要表现为病损区皮肤发痒。早期皮肤发红肿胀，出现粉红、象牙白色或有光泽的多角形的小丘疹，中心有角质栓，丘疹融合成片后呈紫癜状，但在其边缘仍可见散在丘疹。进一步发展时皮肤和黏膜变白、变薄、失去弹性，干燥易皲裂，阴蒂萎缩且与包皮粘连，小阴唇缩小变薄，逐渐与大阴唇内侧融合以致完全消失。晚期会阴皮肤菲薄皱缩似卷烟纸，阴道口挛缩狭窄，仅能容指尖以致性交困难，严重者出现排尿困难。此外，尿液浸渍外阴菲薄的皮肤，可造成糜烂和刺痛。但是，阴道往往很少受累。

常见于50～60岁老年女性，亦可发生于月经前的年轻女性，表明可能与雌激素缺乏有关。然而，应用口服和局部雌激素治疗并无效果，该疾病与初潮和闭经年龄亦无相关性。

幼女患此病者多在小便或大便后感觉外阴及肛周不适，外阴与肛周区出现锁孔状珠黄色花斑样或白色病损。但一般至青春期时，病变多可自行消失。

硬化苔藓患者由于长期瘙痒和搔抓的结果，可能在原有硬化性苔藓的基础上出现鳞状上皮细胞增生，即以往所称的外阴混合型营养不良。

如经活检病理证实，与患者进行充分解释后，去除局部刺激因素。如注重会阴皮肤护理、避免在会阴部位使用肥皂、避免过热、缩短淋浴/沐浴时间、避免羊毛/尼龙接触皮肤及使用人体润滑剂等。

治疗上主要是局部用药。常用药为复合VitA霜，或10%鱼肝油外用，使用时间较长。治疗时亦可使用局部激素治疗，可使用0.05%丙酸氯地塞米松软膏涂抹患处，一日2次，持续3个月，6个月内最大剂量为30克。因术后复发率高，一般不主张手术切除，除非出现恶性变先兆；如果出现性交困难或排尿困难时，需手术切除。由于存在恶变风险，应定期随诊。近年来研究认为，聚焦超声是治疗外阴上皮内非瘤样病变的有效方法。

大夫嘱咐王大妈，要经常保持外阴皮肤清洁干燥，禁用肥皂或其他刺激性药物擦洗，避免搔抓，少吃辛辣食物，衣着要宽大，穿棉质的透气性好的内裤。

大夫还让王大妈用复合VitA霜涂擦局部，每日3次，共6周，然后使用0.05%丙酸氯地塞米松软膏涂抹患处，一日2次，持续3个月；若精神紧张，瘙痒难耐影响睡眠时可适量口服艾司唑仑片。

按照医生的嘱咐，王大妈天天用清水洗外阴，依次涂擦两种药膏。嘿，还真见效，一段时间过后，白带减少，外阴瘙痒明显好转，病变皮肤也变软了。

外阴白斑可选择中药外洗：黄檗15克，苦参15克，白蘚皮15克，仙灵脾15克，煎汤外洗。

阴道发生癌肿时白带有什么变化

李女士感到很奇怪，快50岁了，月经突然多了起来，而且不规则，性交后也有出血。阴道分泌物不仅增多，还呈水样、肉汁样；有恶臭味，并且尿的次数增多，小便时还有疼痛感，有时还尿中带血。最近谁见了她，都说她瘦了，她也感觉到疲乏、无力，亲戚朋友都劝她赶紧到医院去看病。

李女士来到医院妇产科，向医生详细叙述了病情，医生仔细地给她做了妇科检查，发现她的阴道前壁上1/3处有一个菜花样的包块，一碰就出血，直径大约3厘米，在病灶表面做了一个刮片进行细胞学检查，没有找到癌细胞，又从包块上取下了一小块做病理组织学检查，确诊为阴道癌，临床分期为Ⅱ期，并且是原发性阴道癌。

阴道恶性肿瘤较少见，占妇科恶性肿瘤的1%～2%，50～70岁女性的发病率最高，包括阴道癌、阴道肉瘤、阴道恶性黑色素瘤、阴道绒毛膜癌四种。

阴道癌有原发性和继发性两种。前者较少见，后者较多见。下面我们主要讲讲原发性阴道癌。

①原因：有人认为是慢性局部炎症所致，与放置子宫帽及子宫脱垂有一定关系。多发生于阴道上段后壁，可能因后穹隆易积聚分泌物，产生慢性刺激

而导致恶变。

②生长方式有三种：

乳头状或菜花型：最多见，为外生型，癌细胞多分化较好。

溃疡状或浸润型：较少见，为内生型，生长迅速，预后最差。

扁平状或黏膜型：少见，可以较长时间局限于黏膜层。

③转移方向：多向宫腔方向扩散，还可直接侵犯膀胱、直肠、宫颈旁组织及骨盆壁，经淋巴道转移到闭孔和骶骨淋巴结、直肠旁、腹股沟和髂外淋巴结。

④分期：阴道浸润前癌、原位癌、阴道浸润癌。

Ⅰ期：癌局限于阴道黏膜。

Ⅱ期：癌累及阴道黏膜下组织，但未达骨盆壁。

Ⅲ期：癌扩散至骨盆侧壁及耻骨联合。

Ⅳ期：癌扩散超出骨盆或累及膀胱或直肠黏膜。

⑤表现：早期无症状，继之发生阴道出血，阴道分泌物增多，呈水样或血性，甚至肉汁样，有恶臭。晚期有尿频、血尿、膀胱区疼痛、阴道疼痛、肛门坠胀、漏尿、漏粪等表现。

⑥诊断：病灶表面刮片细胞学检查、膀胱镜、直肠镜等都可辅助诊断，但只有通过活体组织检查才能确诊。

⑦治疗：原发性阴道癌是最难治疗和治愈的女性生殖器恶性肿瘤。治疗方法有手术和放射两种。

手术治疗：适于病期较早、没有转移、没有手术禁忌证者。手术危险性大，并发症多，疗效差，常包括盆腔除脏术。

放射治疗：阴道癌对放射线敏感，适应证较多，比手术疗效好，一般采用腔内镭疗与体外照射相结合。

医生将李女士收住院。因其癌症已扩散至膀胱，医生给她做了放射治疗。

盆腔和外阴包块

子宫肌瘤引发的包块

张女士49岁，两年前月经开始不规律，每次月经总是持续10～20天，并且近4个月月经量增多，是以往月经量的1～2倍。普查时发现其子宫增大如孕12周，质地硬，表面不平，无压痛。双侧卵巢及输卵管未发现异常。怀疑为子宫肌瘤。来到医院复查症状同前，超声波检查提示子宫肌壁间平滑肌瘤。

子宫肌瘤是女性最常见的良性肿瘤，由子宫平滑肌组织增生而形成，肿瘤中有少量纤维结缔组织，患者多为中年女性。

子宫肌瘤确切的发病因素尚不明确，但临床资料表明，子宫肌瘤好发于生育年龄的女性。生育年龄的女性患了子宫肌瘤，肌瘤可继续生长和发展，绝经后则停止生长，以致萎缩，所以子宫肌瘤的生长和发生与雌激素有关。近年来的研究表明，孕激素在子宫肌瘤的生长中也有一定的作用。

按肌瘤的生长部位，子宫肌瘤可分为宫颈肌瘤和宫体部肌瘤，临床患者绝大多数是宫体部肌瘤。

1. 子宫肌瘤的种类

根据肌瘤与子宫肌层的关系，子宫肌瘤又分为肌壁间肌瘤、浆膜下肌瘤和黏膜下肌瘤。

①肌壁间肌瘤：为最常见的肌瘤，约占总数的70%。肌瘤位于子宫肌层，周围均有子宫肌层包绕。

②浆膜下肌瘤：较肌壁间肌瘤少见，约占总数的20%。子宫肌瘤向子宫浆膜面生长，突出在子宫表面而形成浆膜下肌瘤，上面由子宫浆膜层覆盖。

③黏膜下肌瘤：子宫肌瘤向宫腔突出，导致周围组织脱离肌壁，表面仅由子宫内膜覆盖，约占肌瘤总数的10%。

子宫肌瘤常发生的变性有玻璃样变、囊性变、红色样变、肉瘤样变和钙化，其中肉瘤样变是恶性的。

2. 子宫肌瘤主要临床表现

①月经改变：为最常见的症状。肌壁间肌瘤生长较大时可表现为月经周期缩短、经量增多、经期延长等。黏膜下肌瘤则表现为月经过多、经期延长、持续性或不规则阴道出血。

②压迫症状：子宫肌瘤压迫膀胱出现尿频、排尿困难和尿潴留；压迫输尿管导致肾盂积水；压迫直肠可致便秘、里急后重等。

③疼痛：浆膜下肌瘤蒂扭转时出现急性腹痛；肌瘤红色变性时腹痛剧烈且伴发热。

④阴道分泌物增多：常见于较大的肌壁间肌瘤，由于子宫腔增大，腺体分泌增加而导致白带增多。黏膜下肌瘤伴感染时，白带增多，脓性，有时可呈血性。

⑤不孕症：20%～30%的肌瘤患者伴有不孕症。

⑥贫血：长期月经过多可致继发性贫血。

3. 子宫肌瘤的阴道检查

①肌壁间肌瘤：子宫常增大，表面有不规则结节状突起，单个或多个。

②浆膜下肌瘤：有时可扪及质硬球状块物与子宫有细蒂相连，可活动，容易与卵巢肿物混淆。

③黏膜下肌瘤：子宫增大很均匀，有时宫颈口呈扩张状态，在宫颈口内或阴道内能看见脱出的黏膜下肌瘤，呈红色，表面光滑，质实。如果合并感染，表面可见溃疡或渗出液。

④子宫颈肌瘤：有时宫颈一唇被生长的肌瘤带大，另一唇被拉平变薄，正常大小的宫体则被推向腹腔。

4. 子宫肌瘤的治疗

子宫肌瘤的治疗原则应根据患者的年龄、症状、肌瘤大小、数目、部位、是否要求保留生育功能等来决定。

①随访观察：肌瘤小、无症状，通常不需要治疗，每3～6个月随访1次。发现肌瘤增大或症状明显时，应考虑进一步治疗。

②激素治疗：年近绝经、月经量稍多并伴轻度压迫症状，可考虑雄激素治疗。常用甲睾酮5毫克口服或丙酸睾酮25毫克肌注，每月总量不宜超过300毫克，以免引起男性化。

③手术治疗：适用于子宫增大如孕2.5个月以上，症状严重导致继发性贫血的患者。手术方式有肌瘤切除术及子宫切除术。

肌瘤切除术适用于年轻、保留生育功能的患者。

全子宫切除术适用于肌瘤大、多发性、症状明显、药物治疗效果不明显、年龄较大、不需保留生育功能或疑有恶变者。

张女士49岁了，月经不规律而且经量增多，子宫增大如孕12周，表面不平。故医生将她收住院后，完成了一系列化验，给她做了全子宫切除术。手术进行得非常顺利，患者术后恢复很快，伤口愈合良好。术后病理结果证实为子宫肌壁间平滑肌瘤。出院时张女士紧握着医生的手，对医生和护士表示感谢。医生嘱咐她回去好好休息，加强营养，不要忘了6周后来医院进行复查。

输卵管积脓和输卵管卵巢脓肿引发的包块

王女士两天前即感觉右下腹疼痛，活动时加剧，大腿屈曲卧位时减轻。这天上班后不久又感觉寒战、恶心及呕吐，而且白带增多呈脓性。正要到医院去看病，单位通知去体检。王女士急忙第一个到达进行了检查。

医生给王女士测了体温是38.3℃，检查下腹有压痛、反跳痛及腹肌紧张，右侧比较重。盆腔检查显示后穹隆饱满，触痛明显；宫口有脓液，宫颈有剧痛及摇摆痛明显。子宫正常大小，有压痛。右侧附件区似有一4厘米×4厘米×5厘米大小的囊性包块，境界不清，活动度差，压痛明显。后穹隆穿刺抽出少量淡黄色液体。血常规化验，白细胞21×109/L，中性粒细胞占89%。超声波检查提示盆腔少量积液，左附件可疑囊性包块。

王女士既往有慢性盆腔炎的病史，这次被医生诊断为右侧输卵管积脓和输卵管卵巢脓肿。

输卵管积脓和输卵管卵巢脓肿一般是在慢性输卵管炎的基础上发生急性感染所导致的。输卵管第一次发生炎症或炎症反复加重都会堵塞输卵管伞端，在输卵管与卵巢、肠管或网膜之间形成粘连。如果慢性感染持续存在，病变的输卵管内膜渗出液可导致输卵管积水，慢性感染不时地反复加重使输卵管由积水变为积脓或输卵管卵巢脓肿，若不进行治疗，将有5%～10%的患者出现慢性输卵管脓肿破裂或脓液漏出。

任何年龄的女性都可发生输卵管卵巢脓肿，但20～40岁的女性为多。绝经后发生率则低于2%，这些患者过去常有急性输卵管炎的病史。

输卵管积脓和输卵管卵巢脓肿的诊断依据是典型的症状、体征及化验室检查，但需要与阑尾炎、异位妊娠、感染性流产、卵巢囊肿扭转、破裂以及卵巢异位囊肿破裂合并感染等相区别。阑尾炎一般有比较明显的胃肠道症状，而触诊子宫和附件正常。异位妊娠通常有腹痛伴停经和阴道流血的病史，很少发热，血βhCG为阳性，后穹隆穿刺抽出陈旧性不凝血。感染性流产时常有子宫增大并有压痛，卵巢囊肿扭转一般伴有卵巢囊肿病史，查体会发现囊肿蒂部局限压痛，偶有高热或白细胞增多，破裂后出现腹膜刺激征。卵巢异位囊肿破裂既往有痛经、巧克力囊肿病史，月经期或其前后往往出现下腹痛，后穹隆穿刺可抽出巧克力样陈旧血。

在治疗输卵管积脓和输卵管卵巢脓肿前，应先确诊并排除脓肿破裂。

如果输卵管卵巢脓肿或输卵管积脓没有破裂，可以先进行保守治疗，包括卧床休息、端坐体位、纠正水、电解质紊乱、服用镇静剂和抗生素，如果有条件，可在B超引导下进行穿刺引流。

如果药物治疗失败，脓肿破裂或出现脓毒性休克应立即手术。手术原则是必须切除所有的病变组织。年轻、需要生育的患者，可保留一侧或双侧卵巢。年岁大、不再需要生育或脓肿破裂，可进行全子宫切除和双侧输卵管卵巢切除术。

王女士已42岁并有一子，因可疑脓肿破裂，医生为她做了手术。术中发现其右侧输卵管增粗4厘米×3厘米×2.5厘米大，表面有一个5毫米大的破口，有脓液覆盖，子宫直肠陷凹有少量脓性液体，子宫、左附件及右侧卵巢正常。随即行全子宫切除加右侧输卵管切除术。手术过程顺利，术后抗感染治疗7天，观察各方面没有异常，3天后王女士出院了。

卵巢冠囊肿引发的包块

小孙两年前怀孕时，超声波检查发现其左侧附件囊肿约5厘米×4.5厘米×4厘米。分娩后多次复查，囊肿依然存在。这次普查发现囊肿有所增大，约6厘米×6厘米×7厘米，表面光滑，囊性活动，没有压痛。平时小孙没有腹痛、月经异常、尿急、尿频等症状。因害怕恶性病变和扭转而要求住院手术。

术中发现其左侧附件囊肿是卵巢冠囊肿，输卵管在囊肿上延伸而卵巢向下移位。囊肿壁薄，囊腔内充满透明液体。随即进行了卵巢冠囊肿剥除术，术后病理证实此诊断正确。

卵巢系膜内的中肾管残迹可以形成潴留性囊肿。阔韧带内的卵巢冠囊肿可见于任何年龄的女性。由于形成缓慢而且很小，一般不引起症状。但是囊肿增大并压迫邻近器官时就会产生症状。

术前诊断卵巢冠囊肿比较困难，常被误认为是卵巢囊肿或肿瘤。一般只有通过剖腹探查或腹腔镜检查才能明确诊断，在排除卵巢肿瘤以后进行卵巢冠囊肿剥除术。

小孙做完手术，去除了心病，愉快地回到了工作岗位。

子宫内膜异位症引发的包块

小李25岁了，15岁月经初潮。初潮的最初5年内月经既规律，又没有不适。可是后来不知道为什么添了个痛经的毛病，每次月经来潮的最初两天，她的肚子痛得直冒汗，一定要吃止疼药才能有所缓解。而且痛经越来越重，有时伴腰骶部、阴道及会阴部疼痛，还有性交痛。小李结婚2年了，未避孕却一直也没有怀孕。她曾多次到医院看病，被诊断为子宫内膜异位症，吃了不少药，病情也没有明显好转。

最近单位组织体检，小李做了妇科检查，检查发现她的阴道后穹隆有3个紫蓝色触痛结节，子宫骶骨韧带增粗，子宫后倾固定，子宫右侧还摸到一个囊性包块，粘连不活动，轻度压痛，这个包块有5厘米×5厘米×4厘米大小，医生认为她的病情加重，建议手术治疗。

子宫内膜异位症，顾名思义，是指子宫内膜在子宫腔以外的部位出现、生长、浸润、反复出血，或者引发疼痛、不育及结节包块等。通俗点儿说就是，子宫内膜去了不该去的地方。异位的子宫内膜可以出现在身体的很多部位，但绝大多数都出现于盆腔内的卵巢、盆腔腹膜、子宫骶骨韧带、直肠阴道隔、其中尤以卵巢最为常见，约有80%的子宫内膜异位症会侵犯卵巢，其他还有宫颈、阴道、外阴肠道、泌尿道、肺以及瘢痕内异症（腹壁切口及会阴切口），患者多为25～45岁的女性。

子宫内膜异位症是良性病变，但有向远处转移和种植的能力。对于其发病原因尚未完全明了。目前有下列几种观点。

①子宫内膜种植学说：月经期脱落的子宫内膜碎屑随经血逆流，经输卵管进入腹腔，种植在卵巢表面或盆腔其他部位，并在该处继续生长蔓延，因而形成盆腔内膜异位症。剖宫产后形成的腹壁瘢痕子宫内膜异位症，是此种学说的有力例证。

②体腔上皮化生学说：卵巢表面上皮、盆腔腹膜、直肠阴道隔等，在反复经血回流、慢性炎症刺激或长期而持续的卵巢激素等作用下，被激活而转化为子宫内膜，从而形成子宫内膜异位症。

③淋巴及静脉播散学说：在远离盆腔部位的器官，如肺、胸膜等处可以偶尔见到异位的子宫内膜生长，即为子宫内膜通过淋巴或静脉播散的结果。

④在位内膜决定论：子宫内膜在宫腔外经过黏附、侵袭等过程得以种植、生长、发生病变，在位内膜的特质起决定作用。

⑤免疫学说：决定因素是机体全身及局部免疫状态和功能，激素及细胞因子和酶也起一定的重要作用。

⑥内异症有家族聚集性。外界环境污染（如二噁英，Dioxin）有一定影响。

小李为什么会得子宫内膜异位症，临床上还难以明确病因，但及时、有效的治疗很重要。于是，小李住院后做了手术，切除了右侧卵巢和盆腔局部病灶。术后继续口服内美通2.5毫克，每周两次，连续服用3个月。

后来，小李竟然怀孕了，小两口高兴得合不拢嘴。

卵巢黏液性囊腺瘤引发的包块

崔女士45岁，近两三年体重增加了10千克左右，胖了许多，肚子也像口锅似的大了起来。为此，她每天早晨上班之前都要锻炼一番，以免体重继续增加。

单位组织体检，医生发现崔女士不只是胖，右下腹还有个大包块。盆腔检查时在子宫右侧摸到一个如孕3个月大的囊性包块，活动，表面光滑，没有压痛，子宫及左侧附件正常，诊断为右侧卵巢囊肿，建议她去医院手术治疗。

崔女士很快被收住院，完成了一切化验之后，做了手术。手术中医生发现她的右侧卵巢有15厘米×13厘米×9厘米大小，表面灰白色，囊性，多个囊腔，光滑、活动。切除后送病理检查，结果为良性卵巢黏液性囊腺瘤。

卵巢黏液性囊腺瘤为卵巢上皮性肿瘤，是常见肿瘤，占卵巢良性肿瘤的20%。95%的肿瘤为单侧性，表面呈灰白色，体积较大或巨大。切面常为多房，囊腔大小不一。囊肿间隔由结缔组织组成，囊液呈胶冻样，含黏蛋白或糖蛋白。肿瘤表面光滑，囊内很少有乳头生长。囊腔被覆单层高柱状上皮，能产生黏液，恶变率为5%～10%。

卵巢上皮性肿瘤还包括浆液性囊腺瘤、子宫内膜样肿瘤及透明细胞瘤等。它们都可以有良性、交界性及恶性之分。

良性卵巢肿瘤的治疗原则是一经确诊，立即手术。手术范围应根据患者的年龄、生育要求及对侧卵巢情况来决定。

崔女士已经45岁，生育过，但还没有进入绝经期，因此医生为其做了单纯切除右侧卵巢及输卵管手术。如果是绝经期前后的女性患了此病应该做全子宫及附件切除术。

崔女士做完手术，体重减轻了一些，腹部脂肪也没原来那么肥厚了。术后恢复很好，腹部伤口拆线后一天就愉快地出院了。

卵巢畸胎瘤引发的包块

小黄31岁，孩子也5岁了。平时身体棒棒的，能吃、能喝、能睡。前几天陪同学到医院看病，顺便做了个B超检查，结果发现自己腹部左侧有附件包块。她又去看妇科，医生经过盆腔检查发现，她的左侧卵巢有约5厘米×5厘米×4.5厘米大小，囊实性，能活动，能够推到右侧及上腹部，没有压痛，表面光滑，但形状不太规则，子宫及右侧附件正常，可疑左侧卵巢畸胎瘤。

卵巢畸胎瘤属于卵巢生殖细胞肿瘤，通常由两个或3个胚层组织构成，偶然仅见一个胚层成分。肿瘤组织多数成熟，少数未成熟。质地多为囊性，少数呈实质性。肿瘤的良、恶性及恶性程度取决于组织的分化程度，而不是肿瘤的质地。

成熟畸胎瘤属良性肿瘤，绝大多数为囊性，又被称为成熟囊性畸胎瘤或皮样囊肿，实性者罕见。皮样囊肿为最常见的卵巢肿瘤，占卵巢肿瘤的10%～20%，占生殖细胞肿瘤的85%～97%，占畸胎瘤的95%以上，好发于生育年龄，单侧为多，双侧占12%。通常中等大小，表面光滑，壁薄质韧。切面多为单房，腔内充满油脂和毛发，有时可见牙齿或骨质。

成熟囊性畸胎瘤恶变率为2%～4%。恶变机会随年龄增长而增加，多发生于绝经后女性，预后较差，5年存活率为15%～31%。

未成熟畸胎瘤多发生于青少年，几乎都是单侧性的实性肿瘤，体积较大，表面呈结节状，切面似脑组织，质腐脆。5年存活率为20%，近年报告存活率已提高至50%～75%。

生殖细胞肿瘤还包括无性细胞瘤、内胚窦瘤、胚胎癌、绒毛膜癌等，它们都是恶性肿瘤，其中内胚窦瘤恶性程度最高。

完成化验后，医生将小黄收住院做了腹腔镜手术，探查其右侧卵巢无异常，剥除了左侧卵巢畸胎瘤，保留了左侧卵巢，手术经过顺利，术后恢复良好，病理证实其患左侧卵巢良性囊性畸胎瘤，3天后小黄就痊愈出院了。

卵巢纤维瘤引发的包块

小郭38岁，最近一段时间总是感觉右下腹隐痛，但并没有当回事。既然单位普查，不用去医院就能看病，她也挺积极地参加了。

医生通过盆腔检查发现，小郭的子宫右侧有一个质地非常硬的包块，约6厘米×6厘米×5厘米大小，表面光滑，活动，没有压痛，子宫及左附件区正常。医生问小郭最近体重有没有改变，饮食怎样，小郭回答一切正常。

小郭被建议到医院做进一步检查。医院的妇产科医生复查盆腔后，让她做胸片和超声波检查，结果胸片发现胸水，超声波检查发现盆腔积液，原来她患了卵巢纤维瘤。

卵巢纤维瘤是卵巢性索间质肿瘤，在卵巢实性肿瘤中较为常见，占卵巢肿瘤的2%～5%。属良性肿瘤，多见于中年女性。肿瘤多为单侧，中等大小，表面光滑或结节状，切面呈灰白色，实质性，极坚硬，由胶原纤维的梭形瘤细胞组成，呈编织状排列。如果纤维瘤伴有腹水或胸水，即为麦格氏综合征，手术切除后胸腹水自行消失。腹水通常经淋巴途经横膈通道渗至胸腔，因为右侧横膈淋巴丰富，所以胸水多发生于右侧。

卵巢性索间质肿瘤还包括颗粒细胞瘤和卵泡膜细胞瘤。这两种肿瘤都为功能性肿瘤，能分泌雌激素，也都可见麦格氏综合征。颗粒细胞瘤为低度恶性肿瘤，50岁左右女性患病最多，占卵巢肿瘤的3%～6%。因能分泌雌激素，故有女性化作用，青春期前可出现假性性早熟，生育年龄引起月经紊乱，绝经后女性则有子宫内膜增生过度，甚至发生腺癌。卵泡膜细胞瘤发病率约为颗粒细胞瘤的1/2，基本上属良性，但有2%～5%为恶性。多数发生于绝经后，40岁前少见。该瘤可分泌更多的雌激素，故女性化症状比颗粒细胞瘤显著，常合并子宫内膜增生过长甚至子宫内膜癌。

因为卵巢性索间质肿瘤大多为实性，所以应注意与恶性卵巢肿瘤区别开来。恶性卵巢肿瘤早期多无自觉症状，出现症状时往往病情已到晚期。由于肿瘤生长迅速，短期内可有腹胀、腹部肿块及腹水。卵巢恶性肿瘤患者症状的轻重决定于：

①肿瘤的大小、位置、侵及邻近器官的程度。

②肿瘤的组织类型。

③并发症是否存在，肿瘤如向周围组织浸润或压迫神经，可引起腹痛、腰痛或下肢疼痛；若压迫盆腔静脉，可出现下肢水肿；若为功能性肿瘤，可产生相应的雌激素或雄激素过多的症状；晚期病人则表现显著消瘦、严重贫血等现象。妇科检查阴道后穹隆可以触及散在性质硬结节，肿块多为双侧性、实性或半实质性，表面高低不平，固定不动，常伴有血性腹水。有时在腹股沟、腋下或锁骨上可触及肿大的淋巴结。治疗以手术为主，辅以放疗和化疗。

小郭被收住院，做了手术。医生在术中看到小郭的右侧卵巢呈灰白色，实性，极硬，子宫及左侧附件和右侧输卵管正常，并有少量腹水，医生切除了她的右侧输卵管和卵巢，并取了少量腹水送病理分析。手术很顺利，术后病理证实小郭患的是卵巢纤维瘤，腹水中未发现癌细胞。

小郭术后复查胸片、超声波，发现胸水及腹水全部消失。小郭高兴极了。

子宫腺肌病引发的包块

吕女士43岁，20年前足月自然分娩一子。产后前10年用避孕环避孕，以后因月经不调将避孕环取出，未再避孕亦未再怀孕。近几年月经量增多，是以往月经量的2倍；同时经期延长，每次月经持续10～11天；还伴经期腹痛，且逐渐加重。

吕女士是位妇产科医生，她觉得自己不是得了子宫肌瘤，就是得了子宫腺肌病，于是请本科朱主任为其做妇科检查，以进一步证实这个诊断。检查结果是：子宫均匀增大，如孕12周，质硬，活动度尚可，压痛阳性，双侧附件无异常。朱主任根据病史、症状及检查诊断为子宫腺肌病。

子宫腺肌病指子宫肌层内存在子宫内膜腺体和间质，在激素的影响下发生出血、肌纤维结缔组织增生所形成的弥漫病变，以往也称内在性子宫内膜异位症。此病多发生于30～50岁的经产妇，约有半数患者同时合并子宫肌瘤，约15%的患者合并外在性子宫内膜异位症。

有关子宫腺肌病的发病原因，近年来通过对子宫标本进行连续切片检查，发现肌层中的异位内膜与宫腔表面的子宫内膜有直接通道相连，故多认为多次妊娠、分娩时子宫壁的创伤和慢性子宫内膜炎可能是导致此病的主要原因。此外，子宫内膜基底膜下无黏膜下层，故可能在雌激素刺激下向肌层内生长。

经量增多和经期延长，继发进行性痛经，检查摸到均匀增大而质硬的子宫，有压痛，经期压痛尤为显著时，检查血清CA125升高，应当首先考虑是子宫腺肌病，此病常在女性多年不孕后出现。

子宫腺肌病可以经手术切除子宫获得治愈，卵巢的去留要根据患者年龄和卵巢有无并发症来决定。

在其他同事的配合下，朱主任给吕女士做了全子宫切除术，因为双侧卵巢都正常全部保留。术后朱主任剖开切下的子宫发现，子宫病灶呈弥漫性，位于后壁，呈均匀性增大，肌壁明显增厚且硬，剖面未见明显的旋涡状结构，其间夹杂有粗厚的肌纤维和微型囊腔，腔隙中见陈旧血液。送病理组织学检查，结果为子宫腺肌病。

吕女士术后恢复很快，休息了一段时间之后又精神饱满地上班了。

乙状结肠积气和粪块引发的包块

小杨这段时间大便非常干燥，多吃蔬菜和水果，喝蜂蜜水，也不见效。

到医院检查时，医生发现她的腹部很胀，盆腔左侧摸到一个质软、活动、形态不规则的管状肿块，子宫及右侧卵巢、输卵管正常，左侧的摸不清楚。医生建议她做个超声波检查以协助诊断。

超声波检查子宫及双侧附件都是正常的，那么盆腔左侧的包块是什么呢？是粪块？医生给小杨用甘油灌肠剂一支灌肠，待大便全部自然排出后，再做妇科检查，却发现盆腔左侧包块不见了，结果虚惊一场，小杨的左下腹包块是粪块，是由于她的大便干燥造成的。

由于结肠和小肠紧邻女性生殖器官，因此，摸到粪块或肠腔积气容易让人误认为是生殖道肿块。

膀胱膨胀引发的包块

小高前一段时间刚做完卵巢囊肿摘除术，上班后1周就赶上了普查，这倒是省得去医院复查了。

小高最近有些尿急和尿痛，医生给她做盆腔检查时，发现她的耻骨上正中有个囊性肿块，约5厘米×6厘米×7厘米大小，而且有压痛，子宫及双侧附件摸不清楚。医生怀疑是膀胱充盈，嘱咐她解完小便再来检查。问题是小便时，小高因为觉得疼痛只排出一点儿尿来。无奈，医生只好请她到医院导尿后再查。

来到医院，小高向妇科医生说明了情况，医生趁她膀胱有尿，给她做了超声波检查，结果显示其子宫及双侧附件都正常，膀胱内没有异常发现。导尿后做尿常规检查及尿培养。尿常规检查见大量白细胞。医生诊断为尿潴留、膀胱炎、尿道炎。

功能性或梗阻性膨胀的膀胱可以被误认为盆腔正中的肿块。尿潴留可以因为患者在检查前没有排空或者继发于膀胱张力缺乏及机械性梗阻所致。膀胱张力缺乏常见于产后不久和盆腔手术后。患者为了避免膀胱炎和尿道炎引起的排尿疼痛，而发生自发性尿潴留。机械性梗阻可见于多种疾病，最常见的是发生在侵犯膀胱三角区或尿道的生殖道肿瘤。

阑尾炎和阑尾脓肿引发的包块

小林平时身体很好，可是近日有些厌食，并且伴有恶心及呕吐。开始她怀疑自己是怀孕了，可是月经一直规律，又刚过去20天，不应该呀。为了安全起见，她查了个尿酶免，结果是阴性。但她还是总感觉肚子不太舒服。

一天晚上她的肚子突然疼痛，为痉挛性右下腹痛，体温38.2℃。本想到医院去看急诊，还没出门，肚子又不痛了，她以为是肠痉挛，就睡觉去了。

早晨刚一到单位，小林的肚子又痛了起来，立即被同事搀扶着来到医院妇科。

医生给小林认真做了妇科检查，后穹隆没有触痛，拨动宫颈没有疼痛，子宫及左侧附件正常，子宫右上方摸到一个囊性包块，边界不清，压痛阳性。是右侧输卵管卵巢脓肿，还是阑尾脓肿，诊断不明确。医生又请外科会诊。

外科医生检查发现她的右下腹压痛、反跳痛及腹肌紧张都较明显，腰大肌征及闭孔肌征都为阳性，初步诊断为阑尾炎，但也不排除阑尾周围脓肿、右侧输卵管卵巢脓肿的可能性。

阑尾炎是腹部最常见的外科疾患，约7%的阑尾炎患者可以扪及肿块，这可能是阑尾炎被网膜或者小肠袢包裹，或是形成了阑尾脓肿。阑尾脓肿是由于阑尾急性破裂继而腹腔内脓液被包裹后形成的。

阑尾炎可发生在任何年龄组，但常见于20～30岁的青壮年。而阑尾脓肿则常见于儿童或40岁以上的患者。对这一年龄组的患者，诊断与治疗上的困难可能是造成阑尾脓肿发病率增高的原因。

有关阑尾肿块的治疗，临床上的意见不一致，有人主张立即手术引流脓肿并进行阑尾切除术，特别是在术前诊断不明确时。另一些学者提倡期待治疗，包括胃管吸引、补充水、电解质，使用大剂量抗生素及密切观察。在观察期间，应仔细监测生命体征、白细胞计数及肿块大小的改变。如果患者病情恶化或肿块增大，应立即手术引流。如果患者情况好转，于保守治疗结束3～6个月后再进行阑尾切除术。

因为小林的病诊断尚不十分明确，外科大夫在请妇科大夫到场的情况下给她做了手术。术中发现是阑尾脓肿，约5厘米×6厘米×7厘米，阑尾很易游离，同时进行了切除。术后放置了引流管，使用了头孢类抗生素及甲硝唑静脉点滴。由于小林的身体素质不错，恢复很快，腹部伤口愈合也很好，术后7天就痊愈出院了。

阴道囊肿有碍性生活吗

某医院的领导非常重视女医生及护士的身体状况，故决定对全院女职工进行全面身体检查，当查到妇科时，何大夫发现了一个平时较少见的病例。阴道前壁靠近尿道口处有一个囊性肿块，约3厘米×3厘米×3.5厘米大小，活动，没有压痛，表面光滑。何大夫将其诊断为阴道囊肿。

阴道囊肿一共分为三类。

①中肾管囊肿：来源于中肾管残余。沿中肾管行走部位，多位于阴道的前壁或侧壁。囊肿大小不一，单发或多发，甚至成串。囊壁菲薄，被覆立方上皮或柱状上皮。囊内为浆液性透明液体。

②副中肾管囊肿：来源于副中肾管残余。约占阴道囊肿的半数，常位于阴道下1/3，阴道前庭为好发部位。囊壁为单层分泌黏液的高柱状上皮。

③包含囊肿：由于分娩时阴道黏膜受损或阴道手术时，黏膜碎片被埋于阴道壁内。阴道表面伤口愈合后，此黏膜碎片继续生长，形成囊肿。常位于阴道下段，后壁较前壁多见，囊壁薄，被复层鳞状上皮覆盖。囊内有黄白色脱屑物质。

根据分析，患者可能是阴道包含囊肿。

阴道囊肿一般没有症状。但当囊肿较大时，会引起异物感；囊肿破裂时，会从阴道流出清亮或血性黏液。

一般阴道囊肿不影响性生活，性生活时丈夫没有什么特殊感觉，性生活过后患者本人也没有明显不适。

治疗上，如果囊肿增大，影响性生活或坐位时出现不适症状，一般可行经阴道囊肿剔除术。

这个女职工在全身静脉麻醉下做了阴道囊肿摘除术。手术进行得非常顺利，预后良好，几天后病人就愉快地出院了。

阴道口外的包块是什么

李老太太72岁了，身体挺硬朗的，只是有咳嗽的老毛病。她一共生了7个孩子，孩子们对她都很孝顺。她非常满足，一天到晚脸上总是挂着笑容。

可是近日李老太太有些变了，总是有些不耐烦，还叉着腿走路，不敢久坐，一副痛苦不堪的样子。孩子们关心地问她是怎么回事，她也不说。这一天，她最喜爱的小女儿回家看望母亲，吃完晚饭，她们聊了起来。女儿看李老太太高兴，趁机问母亲为什么最近总是唉声叹气，李老太太才将自己的一个秘密告诉了女儿。

原来，前些天李老太太晨练回家的路上，感觉到外阴部有个东西磨得难受，到家后赶忙上厕所查看，用手一摸，外阴部有个大肉球，她吓了一大跳，这是啥东西，她不知道。李老太太累极了，躺在床上睡了一会儿，醒后睁开眼，下意识地用手再摸阴部，唉，那个大肉球怎么没有了？她以为刚才是在做梦，就放下心来。可是，接连几天又都发生了同样的事情。走路多了、累了及咳嗽的时候，肉球就跑了出来；躺在床上休息一会儿，它自己就缩了回去，而且用手也能够把它给送回去。还憋不住尿，尿的次数也增多了，一会儿就得去趟厕所。她觉得挺不好意思，就没跟别人说。

女儿听了母亲的这些话后，埋怨道，这是得了妇科病，有什么不好意思呢？第二天，小女儿就带母亲来到了医院妇产科，向医生详细叙述了病史。医生在给李老太太检查时，发现她的阴道前后壁都略膨出于阴道口，子宫颈及部分子宫体都脱出了阴道口外，就告诉李老太太的女儿李老太太是得了子宫脱垂及阴道前后壁膨出。

子宫在正常情况下位于盆腔中央，呈倒置的梨形，前面是膀胱，后面是直肠，两侧是输卵管和卵巢。当子宫从正常位置沿阴道下降，子宫颈外口达坐骨棘水平以下，甚至子宫全部脱出于阴道口外的时候，叫作子宫脱垂。常伴发阴道前、后壁膨出。

什么情况下容易得子宫脱垂呢？分娩损伤是子宫脱垂的主要原因。在分娩过程中，骨盆底组织极大伸张，甚至部分筋膜、韧带及肌肉组织受损。分娩过后如较早参加体力劳动，尤其是重体力劳动，就使已极度撑胀的盆底组织难以恢复正常张力而引起子宫脱垂。另外，营养不良使子宫周围结缔组织减少，或长期慢性咳嗽，经常超重负荷，如肩挑、长期站立、举重等都容易导致子宫脱垂。

子宫脱垂可以分为三度：

Ⅰ度轻型：子宫颈距处女膜缘少于4厘米，但未达处女膜缘。

重型：子宫颈已达处女膜缘，但未超过处女膜。

Ⅱ度轻型：子宫颈已脱出阴道口外，但子宫体仍在阴道内。

重型：子宫颈、部分子宫体已脱出阴道口外。

Ⅲ度子宫颈及子宫体全部脱出于阴道口外。

虽然李老太太得的是子宫脱垂Ⅱ度重型，但因为她的身体较好，能够耐受手术，所以医生将她收住院，经过阴道切除了子宫，并进行了全盆底重建手术。手术进行得非常顺利，术后恢复也很好。出院后，李老太太又神采奕奕地加入到晨练的队伍中去了。

前庭大腺为什么反复长脓包

苗青青是位妇产科医生，这天她带医学院校的学生实习妇科门诊的常见病及多发病。她召集同学们一起，讲解了有关注意事项，就开始看病。

一位30多岁的患者，来到苗医生面前。诉说自己的阴部左侧长了一个脓包，又痛又烧得慌，反复多次。第一次长脓包，去了一家小医院，医生给开了一刀，放出不少脓，换了几次药，伤口就长好了。可是，过了些日子，脓包又长了起来，并且自己鼓出了头，破了，流出不少脓血。这样反复3次在同一个地方长脓包，她觉得不大对劲儿，就赶紧到大医院来就诊。

苗医生请患者上了检查床，发现其左侧大阴唇下方皮肤红肿、发热，压痛明显，而且有波动感，脓肿直径约4厘米～5厘米，表面皮肤变薄。苗医生告诉同学们这是前庭大腺脓肿。

前庭大腺位于两侧大阴唇下方，腺管开口于小阴唇内侧靠近处女膜处，因解剖部位的特点，在性交、分娩或其他情况污染外阴部时，病原体易于侵入而引起炎症。病原体主要为葡萄球菌、大肠杆菌、链球菌及肠球菌等混合感染。急性炎症发作时，细菌首先侵入腺管，腺管呈急性化脓性炎症，腺管口往往因肿胀或渗出物凝聚而阻塞，脓液不能外流、积存而形成脓肿称前庭大腺脓肿。在急性炎症消退后如腺管堵塞，分泌物不能排出，脓液逐渐转向清液而形成囊肿，有时腺腔内的黏液浓稠或先天性腺管狭窄排液不畅，也可以形成囊肿。

患者急性炎症时要卧床休息，可取前庭大腺开口处分泌物做细菌培养，确定病原体。根据病原体选用抗生素。此外，还可选用清热解毒的中药。局部用热敷或坐浴。脓肿形成后可切开引流并做造口术。这种手术的特点是，必须把里面的囊壁朝外面翻过来，周围缝上几针，这样腺体还会照样分泌液体，但是再也不会复发了。单纯切开引流只能暂时缓解症状，切口闭合后，仍可以形成囊肿或反复感染。

后来，苗医生把这位患者收入了病房，到手术室给她做了切开引流及造口术，一切顺利。

阴部受伤后为什么会鼓起来

一天，邢女士表情非常痛苦地来就诊，到诊室后一直不敢坐下来，她说自己在家收拾屋子的时候从凳子上摔下来，正好腿骑跨在椅子扶手上，顿时觉得阴道部位特别疼，一会儿就能在左侧外阴部位摸到一个鸡蛋大小的包块，于是她的家人赶紧送她来医院。医生经过检查发现邢女士的左侧大阴唇有一个3厘米×3厘米×4厘米大小的血肿，皮肤表面紫红色，触痛十分明显。

外阴不慎跌伤，特别是碰撞尖硬物体后，轻者引起浅层毛细血管破裂，形成紫红色瘀血斑、片状或散在性点状。若深部血管受损，引起活动性出血，则形成血肿，以大阴唇血肿多见。小者指头大，大者鸭蛋大，甚至拳头大。若深部血管出血不止，是因内压增高而破裂所致。发生在阴蒂部位的血肿出血较多。

邢女士是骑跨伤，碰得猛，导致外阴血管破裂形成血肿。皮下瘀血一般不需治疗，轻者数日后自行消退。血肿不大、无活动出血者，可冷敷、压迫止血。若血肿逐渐增大，应切开取出血块，并缝合止血，同时注射抗生素，预防感染。

腹部包块会自行消失吗

李女士和丈夫是对甜甜蜜蜜的小夫妻，婚后不到半年，两个人便有了爱情的结晶。

怀孕4个月的时候，李女士在丈夫的陪同下到医院第一次做了超声波检查。检查结果为双胞胎，胎儿发育正常。可同时还发现李女士的双侧卵巢分别有小囊肿，一个为5厘米×4.2厘米×3.3厘米大小，一个为4厘米×5厘米×6厘米大小。

怀了双胞胎，本是件非常高兴的事，可是李女士和她的丈夫却怎么也高兴不起来。他们一想起李女士的双侧卵巢囊肿就害怕，心情就紧张。

当晚，他们来到李阿姨家咨询。李阿姨是某市级医院的妇产科主任医师，李女士妈妈的好朋友。当他们说明来意后，李阿姨笑了起来，看到他们一脸的恐慌，她立即安慰他们说："婚前检查时，不是没有发现李女士有卵巢囊肿吗？所以，这个怀孕以后卵巢上出现的囊肿，一般是黄体囊肿或黄素化囊肿，它们都属于卵巢非赘生性肿瘤。只要不发生破裂或扭转，一般没有症状。因为你怀的是双胞胎，滋养上皮分泌大量绒毛膜促性腺激素，刺激卵巢皮质的闭锁卵泡。因卵泡膜细胞对绒毛膜促性腺激素远较颗粒细胞敏感，故多伴发卵泡膜细胞黄素化，最终形成卵泡膜黄素囊肿。黄素囊肿主要见于葡萄胎、绒毛膜癌，但偶尔也可见于红细胞致敏的妊娠和多胎妊娠、妊娠高血压以及正常单胎妊娠。黄素囊肿通常不需要特殊治疗，一般在怀孕12周后就能自然消失。”

李女士和丈夫听了李阿姨的这番话，立刻松了一口气，放下心来。以后李女士妊娠期间定期复查，直至足月，没有任何不适。最后安全顺利地生下了两个宝贝女儿。产后到医院复查的时候，超声波显示双侧卵巢囊肿全都消失了。

第二章

常见月经问题

痛　经

如何治疗原发性痛经

原发性痛经一般不伴有潜在的疾病，通常发生在年轻的女性中，随着年龄增长和妊娠经过，痛经程度会逐渐减轻。

原发性痛经的发生与子宫内膜分泌的前列腺素有关。当月经周期开始时，存在于子宫内膜细胞内的前列腺素被释放出来，从而引起子宫肌肉的收缩。假如前列腺素的分泌过量，正常的收缩反应就可能变成一种强烈的疼痛性痉挛，致使血流暂时中断，子宫肌肉处于缺氧状态，从而引起“痉挛”。此外，过多的前列腺素释放也会导致肠道平滑肌的收缩，出现腹泻、恶心及呕吐。

痛经发作时服用止痛药物是应急的、见效迅速的治疗措施。对于一般疼痛较轻者，可适量选用吲哚美辛、索米痛片、颠茄片、布洛芬等。对个别疼痛严重者可考虑使用哌替啶甚至吗啡等药。

由于痛经病人前列腺素水平较高，所以使用对前列腺素有对抗作用的药物，成为治疗痛经的手段。常用的药物有吲哚美辛、苄达明以及邻氨苯甲酸类药物（如氟芬那酸、甲芬那酸等）。以上这些药物能阻止前列腺素的合成，并有拮抗前列腺素的作用。另外，有人利用口服避孕药治疗痛经，也有较好的治疗效果。经实验研究证明，口服避孕药可抑制前列腺素的合成与释放，从而达到治疗痛经的目的。

激素治疗仍是治疗痛经常用的方法。雌激素用于子宫发育不良的痛经患者，孕激素用于治疗膜样痛经。通过补充孕激素，使雌激素与孕激素重新恢复平衡，使月经期的子宫内膜得以变成碎片状剥脱。避孕药可使体内激素水平发生变化，导致抑制排卵，改变子宫颈黏液性状及子宫内膜的周期。服用2～3个月经周期后可考虑停药。

对于宫颈管狭窄的患者，可考虑手术治疗。目前大多采用扩张宫颈及刮宫术，用器械将子宫颈扩大以后有利于经血顺利排出，以减轻或缓解疼痛。这一手术特别适用于已婚不孕的痛经患者，因同时可将所取的子宫内膜进行病理检查，借以了解卵巢功能情况及内膜有无器质性病变。据统计，约有1/4的病例可以痊愈。

如何治疗继发性痛经

由其他疾病引起的经期痛性痉挛，称继发性痛经。继发性痛经的特点是在初潮时无痛经，以后数年才发生痛经，大多有月经过多、不孕、放置避孕环或盆腔炎病史，是由于手术、分娩、流产、经期剧烈运动等原因造成女性生殖器官的炎症、粘连、子宫内膜异位症等病症而引起的，如子宫内膜异位症、子宫腺肌病、盆腔炎、子宫肌瘤、子宫颈狭窄、子宫位置不正、盆腔肿瘤等。

继发性痛经的治疗应首先针对引起痛经的疾病进行，当这些疾病治愈后，痛经也会随即消失。作为患者有必要知道引起继发性痛经的各种疾病的不同特点，以便于初步判断自己属于哪一种痛经。

慢性盆腔炎伴痛经的特点是在行经前就发生严重的下腹和腰背部胀痛，等到经血流出来后，疼痛就会减轻。部分病人可有急性盆腔炎病史，可伴有低热、疲乏、精神不振、周身不适、失眠等。由于盆腔充血，可引起下腹部坠胀、疼痛及腰骶部酸痛，常在劳累、性交后、排便时及月经期前后加重，并出现月经和白带增多，卵巢功能受损害时可有月经失调，输卵管阻塞可造成不孕。

子宫内膜异位症引起的痛经特点是逐年逐月加剧，医学上称之为痛经进行性加重。疼痛多位于下腹部及腰骶部，可放射至阴道、会阴、肛门或大腿，常于月经来潮前1～2日开始，经期第一日会疼痛得更加厉害，直到月经完全干净疼痛才会消失。少数病人有长期下腹部疼痛，月经期间加重，伴有性交痛、不孕及月经失调，个别病人有便血或便秘。

子宫腺肌病是子宫内膜异位症的一种，也叫内在性子宫内膜异位症。痛经的特点与上述子宫内膜异位相同，即痛经呈进行性加重，同时伴有月经量增多、经期延长，且大多发生在30～50岁有过生育经历的女性中。

子宫肌瘤引起的经期疼痛常伴有下腹坠胀、腰背酸痛等症状，且有月经周期缩短、经量增多、经期延长、不规则阴道出血的情况。

子宫内膜癌一般不引起疼痛，晚期当癌瘤浸润周围组织或压迫神经可出现腹部及下肢放射性疼痛。

以上疾病需要将临床症状与妇科检查、B超等相互参照才能确诊。但像子宫颈狭窄、子宫位置不正、盆腔肿瘤等则主要靠检查才能最终确诊。

继发性痛经的治疗取决于原发病的类型。子宫内膜异位症是继发性痛经的最常见的原因，根据该病不同的发展阶段、年龄以及是否需要妊娠，其治疗方法也不同，主要的治疗方法有手术治疗和保守性的药物治疗（如雄激素、孕激素、口服避孕药和促性腺激素释放剂等）。

如何用中药治疗痛经

从以上情况看，西医在治疗原发性痛经方面效果不是很理想，止痛药、激素类药、手术方法复发率高。对继发性痛经来说，引起痛经的疾病如盆腔炎、子宫内膜异位症等都是较顽固的疾病，手术切除生殖器官又受到年龄、生育状况等限制。因此，可以这样说，对痛经，西医缺乏有效的根治方法，致使大部分患者对治疗失去信心，月复一月地在痛苦中挣扎。

中药在治疗痛经方面有一定优势。通过辨证论治，许多痛经患者都可以消除痛经带来的痛苦，但是在应用中药治疗时持之以恒很重要。中药的作用与止痛药物不同，在痛经发作时服用中药往往没有止痛药那样立即奏效，但它往往是从根本上治疗引起痛经的疾病。由于痛经是体内本来已存在的疾病在月经来潮时发作，所以从月经干净后就应开始服药，到下一次来月经时就可以观察到药物是否有效。在治疗了一个月经周期后，再来月经时疼痛会大大地减轻或消失，但这并不意味着疾病已经痊愈。如果见到疗效就停药，疾病还会死灰复燃，反复发作的妇科疾病往往更难治愈，这也是许多人认为中药治疗痛经无效的原因。因此，患者在服用中药见效后，还应持续服药2～3个月。痛经彻底消失后，也应持续服药2～3个月以巩固疗效。由于月经病治疗需要多个周期，持续时间长，对职业女性来说，长期服用汤药不易坚持，可选用中成药治疗，也可以采用先服用汤剂，收效后改用中成药巩固疗效的方式治疗。

中医一般将痛经分为气滞型、寒湿型、血瘀型、气血不足型。在选药时不能只按症状对号入座，发病原因在辨证时更有参考价值。气滞型多因精神刺激、工作紧张、压力过大而发病，且疼痛具有走窜不定的特点；血瘀型多伴有盆腔炎症、腹部包块且疼痛剧烈；寒湿型多因受寒、久居潮湿之地而发病，且患者平日有嗜冷饮食的生活习惯；气血不足型多属于体质虚弱、贫血、生殖器官发育不良，且病程日久，缠绵不愈者。常用的治疗痛经的中成药如下。

①气滞型：经期腹痛，疼痛走窜不定，伴有乳房胸胁胀痛、月经提前或错后、烦躁易怒、饮食减少，应当采用舒肝解郁、行气通经的治法，常用七制香附丸、当归丸、加味逍遥散、妇科通经丸等中成药治疗。

②寒湿型：经前或经期腹部疼痛发冷，月经量少，颜色暗红或色黑，经期常错后，并有怕冷、手足冰凉、腰酸等症状。应当采用温经止痛的治法，常用经期腹痛丸、艾附暖宫丸治疗；月经错后且夹有血块者，也可使用调经活血片、调经化瘀丸，既可温经散寒，又能行气活血。

临床上功能性痛经、膜样痛经多属于以上两种证型。

③血瘀型：行经腹痛，月经量少，夹有血块，疼痛剧烈且逐渐加重，大多经期不准，应当采用活血化瘀的治法，常用当归丸、痛经丸、益母丸、少腹逐瘀丸、妇科调经片等中成药治疗。若出血量多者不宜选用益母丸。

临床上子宫内膜异位、子宫腺肌病、盆腔炎症多属于此种类型。

④气血不足型：月经不准，经期腹痛，疼痛可迁延至月经干净后数日，月经量少色淡，并有气短乏力、面色苍白等症状。应当采用双补气血的治法，

常用八珍益母丸、八宝坤顺丸、五子衍宗丸等中成药治疗。

临床上子宫发育不良、宫颈狭窄、贫血及术后体虚的患者多属于此证。

对于患痛经多年、久治不愈的人来说，有时多种证型相互交杂，气滞日久必有血瘀，血瘀时又易感寒湿，实证迁延不愈也会出现虚损，需要到医院就诊，请医生进行辨证治疗。

治疗痛经的一些新方法

尽管痛经是一种难治之症，但是医学家探索的脚步一直没有中止。近年来，无论是在药物治疗还是在手术治疗方面，都有了一些新的进展或推荐（下述方法尚未获得广泛认可，仅为参考），但愿我们这里收集的信息能给痛经患者带来福音。

1. 中药

①复方丹参片：口服，每次3片，每日3次。月经干净后连服20天为1个疗程。来经期间不可服用，以免引起出血过多。

②速效救心丸：痛经发作时服用。每次含服2～5粒，30分钟后即可明显止痛，如无效，剂量可增加至每次10～20粒，视病情而定。对原发性痛经效果好。

③麝香追风膏：于痛经开始或月经前两天贴敷于小腹部、腰骶部，12小时更换1次，至疼痛消失或月经后3天停止治疗。

2. 西药

常用药物为甾体类镇痛剂（如芬必得、扶他林、泰勒宁等）。可以根据既往的疼痛节律，在医生的指导下，在痛经最重的几天内规律地服用这些止痛药，帮助度过让你不得安宁的那几天。而不建议“疼时就吃一片、不疼就不吃了”的临时服药方法。在疼痛开始或达峰之前服药的镇痛效果，远较“疼得忍不住了才吃”的效果好得多。如果“光吃止痛药不管用”，或者“一开始还行，后来效果就慢慢变差了”，我们则需过渡到治疗的下一阶段——激素治疗。注意，患者因为痛经要求打止痛针（如哌替啶）的方法，现在不建议使用，更不能作为长期治疗的方法。

下述曾经使用过的“老药”，必要时可使用。

①吲哚美辛合用硝苯地平：吲哚美辛也叫消炎痛，是治疗风湿性和类风湿性关节炎、骨关节炎及腰腿痛等症的常用药，具有止痛作用。而硝苯地平是治疗高血压的药物。目前两药合用，将其用于治疗痛经，能取得较好的疗效。具体做法是，于来经前2天开始服用，吲哚美辛50毫克、硝苯地平10毫克，每日3次，连续服用7天。服药2～3个疗程可取得明显效果。

患有痛经的女性大多前列腺素增高，引起子宫不规律收缩。吲哚美辛能减少前列腺素的释放，硝苯地平又能降低细胞内钙离子浓度，抑制肌肉不正常收缩，所以治疗痛经非常有效。但应注意的问题是，吲哚美辛对胃肠道有刺激作用，所以不宜空腹服用，胃酸过多、胃溃疡患者应慎用。硝苯地平有降压作用，个别病人夜间或空腹服药后可出现心慌、汗多等虚脱症状。由于吲哚美辛能减少前列腺素的释放，所以应在月经来潮前开始服用，痛经发作时往往前列腺素已达到较高水平，此时开始服药不会立即奏效。

②沙丁胺醇（舒喘灵）：月经来潮前第二天至第三天开始口服盐酸沙丁胺醇2.4毫克～4.8毫克，1日2次，连服4～6天，症状较重者加服吲哚美辛25毫克，1日3次，精神过度紧张者加服安定2.5毫克，1日2次。

③盐酸可乐定：应用可乐定25微克，1日2次，在经前到行经期连服14天为1个周期。此药通过降低外周血管的收缩反应，使子宫动脉收缩舒张平衡失调得到恢复。

3. 手术

①介入疗法：适于子宫腺肌病。介入疗法可阻断病灶的血流供应，使异位的子宫内膜坏死而达到根治的目的，创伤小，无须开腹切除子宫，恢复快，绝大部分患者能达到明显减轻症状的目的。

②腹腔镜手术治疗：施行腹腔镜手术可将子宫内膜异位症的病灶用电烧法治疗，主要适应于盆腔中线部位的疼痛的治疗。

痛经患者的生活调理

每当和痛经患者谈起生活中的注意事项，她们中的大部分人都会不以为然，认为治疗是医生的事儿。对此还是看看我们在生活中遇到的例子吧！

一位长期在写字楼工作的白领女性，为了保持身材苗条，参加了一个健身俱乐部，结果在那个月，久治不愈的痛经居然减轻了许多，以后继续保持运动，痛经基本痊愈了。她说：“很多药我以前都服用过，就因为它们毫无效果，才使我放弃了治疗，没想到健身运动让我得到了意外的收获！”

30多岁的温秀，大学毕业后被分配到一家大企业，由于出色的业绩，很快步入企业管理阶层，这时她才意识到自己不适应这里复杂的人际关系，由于与企业合同尚未到期，所以不能调离，精神上的压力一直困扰着她。但她自己从未注意到这与折磨了她几年的痛经有什么关系。去年，她跳槽到了一家外企，宽松的工作环境，令她挥洒自如的工作岗位，使她的心情不再压抑，过去的烦恼一扫而光，而痛经竟然也不治自愈了。她对医生说：“过去我看病时，对医生说的要注意精神调理的话，一直不在意，原来心情愉快也是治疗痛经的灵丹妙药啊！”

近些年，医学家也注意到了生活方式与痛经的关系。他们通过调查发现：随着现代社会的发展，痛经愈来愈多地发生在那些生活条件优越、高收入、高学历的女性人群。缺乏运动、精神重压、不良饮食习惯、性生活不洁、不注意经期卫生、避孕失败导致的多次人流等因素，都是诱发痛经的主要原因。这些因素不祛除，药物的治疗就犹如隔靴搔痒。而生活中形成的某些习惯常常使人沉溺其中而不自知，譬如精神上的压力，它不像突发的恶性事件那样显而易见，而是犹如淡淡的阴影，时隐时现的浮云，令你挥之不去，在不知不觉中困扰着你，这种长期的压抑、紧张、孤独、忧郁，会使人的神经系统、内分泌系统发生紊乱，体内的传导信号会常常发生传输、运转方面的错误，久而久之，生病也就在常理之中了。又如，那些贪吃冷食的女孩，她们并没有意识到，过多的冷饮吃到肠胃里，会影响下腹部盆腔的血液循环，造成经期子宫异常收缩，从而引发痛经。尽管医学家一再告诫，运动可以增强人的抵抗力，增加对疼痛的耐受程度，但这并没有引起痛经女性的注意。就拿子宫内膜异位症来说，它的病因之一是经血倒流到盆腔引起疼痛。但医生发现，80%左右的女性都有经血倒流的现象，但不是所有人都因此而患上子宫内膜异位症，那些缺乏运动、心情压抑的女性更易成为痛经的受害者。由于机体免疫力下降，身体免疫系统不能清除流注到宫腔以外的经血，为子宫内膜异地种植腹腔提供了条件。同时缺乏运动也使人对疼痛的耐受力减弱，使痛经患者雪上加霜。由此看来，从改变生活方式做起应该引起痛经患者的重视。

下面的一些建议，也许是老生常谈，但通过上面的介绍，你应该知道它们对于治疗痛经有多么重要。

①避寒冷：大部分痛经患者的病因与感受寒冷有关，在寒冷的天气里不注意保暖，夏日贪食冷饮，都可以引起痛经。在行经时尤其不能吃雪糕、饮冰水，不能涉水、洗冷水浴或游泳。

②讲卫生：某些痛经是由于不注意个人卫生所造成的，如经期性交、外阴不洁、细菌上行感染等所引起子宫内膜炎、宫颈炎、子宫内膜结核等。在经期，盆腔血液循环增加，丰富的血液供应导致病菌大量繁殖，造成炎症加重，经血倒流，出现痛经。

讲究个人卫生，特别是月经期的卫生，对于痛经的康复有着很大帮助。一定要禁止经期性交、坐浴等。平时要勤洗外阴部，注意冲洗阴道；要穿纯棉透气的内裤，而且要每天换洗；卫生巾、护垫要清洁，杜绝细菌上行感染。

③重饮食：一般来讲，痛经病人不宜过多食用寒凉性质的食物，如海鲜、鸭肉等。可多食用一些温热、行气通瘀的食物，如牛羊肉、荔枝、生姜、橘子、萝卜、茴香、山楂等。川椒、桂皮、八角等热性作料可在炖肉、煲汤时加入。以上食物性温热，在妇科炎症的急性期不宜过多食用。

每天摄取适量的维生素及矿物质，痛经症状也可以减轻。要做到这一点，可以通过多吃坚果如开心果、腰果、松子、瓜子以及蔬果等得到补充。

④适量运动：这一点对于那些长期在写字楼、办公室工作的女性极为重要，同时，奉劝那些整日从事繁忙家务的女性，不要以为做家务很费力气，这就等于在运动了，其实这与运动锻炼完全是两回事儿。只有运动才能使女性健

康，登山、游泳、郊游、打球以及去健身房，选择一项你自己喜爱的运动，会使你的体质大大地改善。当你身体的防御系统变得坚固起来的时候，病魔就会悄然退却。

⑤调情志：聪明的女人应该学会让自己快乐。当周围环境给我们带来压力和烦恼的时候，要想办法化解，善于摆脱困境才能使自己得到解脱。精神上的压力可导致痛经，而长期痛经的病人每至月经来临时又会加剧精神负担，使自己陷入恶性循环。因此，放松心情，抛弃烦恼，保持身心愉悦，对痛经病人来说是非常重要的。对于精神负担过重不能自我排解者，可寻求心理医生的帮助。

月经不调

什么是月经不调

月经不调是指与月经有关的多种疾病，凡是月经的周期、经期、经量、经色、经质出现异常的现象，或伴随月经周期前后出现的难以忍受的症状，都统称为月经不调。它们主要包括：

①月经稀少：月经周期超过40天的子宫出血。

②月经过频：月经周期短于21天的子宫出血。

③月经过多：月经量多或经期延长的有规律的周期性子宫出血。月经量超过正常出血量，每次行经需要用很多卫生巾的出血量。

④月经不规则：月经周期不规则，一般经量不太多，表现为月经有时提前有时错后，难于掌握。

⑤不规则月经过多：经量过多，经期延长，周期不规则。这种月经不调常见于功能失调性子宫出血，有时出现在几个月的闭经之后，突然经血如注、淋漓不净。

⑥月经过少：月经量减少，周期有规律。

⑦月经中期出血：经常出现的、两次正常量月经之间的少量出血。

⑧痛经：在月经来潮之前几天，或月经期，或月经已干净后出现下腹部或腰骶部疼痛，疼痛的轻重程度不同，严重者可因剧痛而昏厥。

⑨闭经：为妇科疾病中的常见症状，通常分为原发性闭经和继发性闭经。原发性闭经是指年龄超过16周岁、女性第二性征出现但月经尚未来潮，或年满14岁仍无女性第二性征出现者，约占5%；已行经而又月经中断，不来潮时间超过6个月以上者，或根据自身月经周期计算停经3个周期以上者称为继发

性闭经，占95%。

⑩经前期紧张综合征：在经前、经期或月经干净后不久的时间内出现一系列症状。这些症状可单独出现或几个症状同时出现。常见的症状有乳房胀痛、头痛、身痛、腹泻、口腔溃疡、眩晕、皮肤风疹块、发热、鼻腔出血、情绪异常如抑郁、烦躁、失眠等。

⑪更年期综合征：有的女性在绝经期前后会出现一些与绝经有关的症候，如眩晕耳鸣、潮热汗出、心悸失眠、烦躁易怒、面部或下肢水肿、溏便、月经紊乱、情志不宁等。

月经关系到女性的生育和健康，而生育和健康又关系女性一生的幸福，所以当它出现异常时，及早治疗就显得尤为重要。

放避孕环后月经不调怎么办

有的女性放置避孕环后的一段时间内会有月经过多的现象，如果出血量没有超过原来经量的1倍，月经周期不少于20天，或者经期不超过7天，都属正常现象。然而若在放避孕环后经量超过原来月经量的1倍以上，周期缩短至20天以内或经期延长超过7天者，就不正常了。

有10%～15%的人放置避孕环后出现月经过多、经期延长、月经周期缩短或不规则阴道流血，其原因是不合适的避孕环可能压迫子宫内膜引起局部少许组织坏死以及炎症反应所致。有的女性原来患有盆腔炎症，治疗后无自觉症状但未彻底治愈，放避孕环后的异物刺激使原来的炎症又“死”而复“生”，导致经血增多。另外，避孕环可以激活子宫内膜组织内的纤溶酶，而这种被激活的纤溶酶是一种溶血因子，不利于局部凝血功能，小血管总堵不住，当然就出现月经增多以及不规则阴道流血。

临床上，这种疾病的处理并不复杂。首先，医生在排除各种内科出血性疾病及肝脏病之后，可施以止血及消炎治疗，如用维生素C、维生素K、云南白药及酚磺乙胺等止血；同时，服乙酰螺旋霉素或甲硝唑、头孢拉定等药物消炎，防止因出血造成抵抗力下降而使炎症蔓延。如治疗2个月左右不愈，应考虑取出避孕环。要注意的是，在取避孕环的同时，应做一个诊断性刮宫，这样可以将坏死的、有炎症的子宫内膜组织全部消除，达到迅速、彻底止血的目的。同时，刮出的子宫内膜要送病理检查，排除恶性病变的可能。

人工流产后出现月经不调怎么办

人工流产后卵巢一般可在22天内恢复排卵功能，1个月左右月经来潮。但有少数女性在人工流产后出现经期延长、周期长短不一、闭经等月经失调现象。这种情况一般在2～3个月后恢复正常，少数人持续时间更长。这种情况与以下几方面因素有关。

①人工流产术后突然终止妊娠，身体内分泌系统发生变化，使卵巢一时不能对垂体前叶的促性腺素发生反应，因而出现月经失调及闭经。同时由于人流前后处于过分紧张、恐惧、忧伤等情绪中，神经内分泌系统抑制了下丘脑、脑垂体、卵巢的功能，从而导致月经异常。

②人流手术吸宫所致的手术创伤，使子宫内膜功能层受到破坏，出现月经延迟、过少甚至闭经。

③人流术后由于抵抗力下降或过早性生活并发子宫内膜炎，使子宫腔因炎症而产生粘连，也可导致月经量少或闭经，患者术后大多有发热、下腹痛等伴随症状。

④在吸宫过程中，若吸管过于频繁出入宫腔，损伤宫颈管黏膜，使宫颈管粘连，致经血不能排出而见下腹闷痛；若不及时治疗，则呈周期性下腹痛，但无月经来潮。

上述①②中的情况一般可在短期内恢复，如果不恢复可采取雌、孕激素周期性治疗，促使子宫内膜生长，并能防止再粘连。在治疗中发现，用中药调理，效果也不错。对术后感染者可应用抗生素治疗。对颈管或宫腔粘连者可用探针或分离器或宫腔镜下分解粘连。

对月经量少、闭经治疗无效者可采取术后放置避孕环的方法。一般经上述治疗绝大部分患者月经可以恢复正常。

月经过多

出血太多，总来月经是怎么回事

如果来月经很频繁，周期常常短于21天；或行经时间超过7天；或每次行经出血量很多，往往需要用很多卫生巾。以上情况有一种出现，或同时出现，就属于异常的子宫出血。伴随着月经频发、出血过多，还会出现一系列的症状，如头晕、乏力、心悸、失眠等。出血过多还会导致贫血，严重时还可发生出血性休克而危及生命。

月经淋漓不止或月经频繁，会令人惊恐不安：为什么出血这么多，月经为什么这么频繁？

这时，首先要找一找自己有无引起出血过多的全身性疾病，如再生障碍性贫血、血小板减少性紫癜、白血病等。如果有以上疾病存在，那么由于凝血机制发生了问题就会造成全身出血，月经过多仅仅是这些疾病的伴随症状，而你的生殖器官和内分泌功能并没有异常。

还有一种情况就是生殖器官本身的问题了，如子宫输卵管部位的炎症、避孕环反应、应用性激素或避孕药不当、外伤伤及生殖器等都可引起子宫不正常的出血。中年女性出血过多可能与子宫肌瘤、宫颈癌、子宫内膜腺癌、颗粒细胞癌或卵泡细胞癌等疾病有关。

还有些阴道不规则出血与妊娠有关，如妊娠早期出血，多见于各种流产、宫外孕、葡萄胎、绒癌；妊娠晚期出血多见于前置胎盘、胎盘早剥、子宫破裂；产褥期出血，多因胎盘胎膜残留、胎盘附着部位复旧不良、子宫复旧不良等。

对上述疾病引起的月经过多，首先要针对这些疾病进行治疗，才能彻底消除出血过多的症状。

功能失调引发的出血过多

如果经过认真全面的检查并没有上述疾病，却长期出现不正常的子宫出血，应该考虑为功能失调性子宫出血。这种情况就是由于控制月经的神经内分泌功能出现了异常而引起的。青春期少女出现的月经过多，大部分属于这一类。已婚女性在经过认真全面的检查后，未发现任何疾病改变，也应考虑功能失调性子宫出血的可能。

那么，为什么会发生功能失调性子宫出血呢？要回答这个问题首先要从每月一次的子宫内膜变化说起。

在每个月的时间里，子宫里发生了什么？

月经来临时，子宫内膜开始随着经血脱落排出，这时，卵巢还继续分泌雌激素，在雌激素的作用下，内膜又开始生长。在月经期，子宫内膜一边脱落一边修复，至月经结束时，子宫内膜的厚度大约为1毫米。月经结束后，子宫内膜的增长加快，血管也随着内膜一同生长，至排卵前可增生至1毫米～3毫米。此时雌激素开始撤退，卵子排出。排卵后卵巢分泌雌激素和孕激素两种激素。雌激素使子宫内膜继续增生变厚，孕激素则使子宫内膜的增生受到抑制，使它内膜中的腺体增大，间质增多，好像在与子宫内膜争地盘，不让子宫内膜无限制地增长，同时又对内膜起到支架作用，使子宫内膜更加致密坚固。在月经前期子宫内膜在雌、孕激素的共同作用下可增厚至10毫米。

如果精子与卵子相遇，则内膜继续增长，为胎儿发育创造良好的环境；如果卵子没有与精子相遇，卵巢开始抑制雌激素、孕激素的分泌，这时雌、孕激素突然撤退，子宫内几乎没有孕激素的存在，而雌激素水平也降至一个月的最低点，子宫失去了性激素的刺激，内膜开始萎缩脱落，血管破裂，内膜与血液混在一起从阴道而出，形成月经血。

以上是正常情况下的情形，那么，现在让我们看一看另外的情况：

第一种情况：假如卵巢没有排卵，也就不能同时分泌雌、孕两种激素，那么子宫内膜只受一种激素即雌激素的刺激，内膜不断增生。内膜增生时没有致密坚固的支架做支撑，组织非常脆弱、血管增长过多，很容易发生部分内膜自发性破溃出血，出血后内膜开始自行修复，一处未补好而另一处又出现自溃出血现象。待雌激素撤退时，整个子宫内膜又开始脱落，真正的月经又来了，由于出血时间长，出血量多，使子宫内膜不易自行修复。子宫内长期存在的大量破碎的内膜激活了血管内纤溶酶（一种溶血物质），它使修复血管破口处的血小板也同时被溶解，这就使破损部位不易形成血凝块，血管无法被堵住，进一步加重了出血。此时正常的秩序被打乱，子宫里内膜脱落此起彼伏，溶血与凝血相互对抗，一片混乱景象。我们看到的情形就是阴道出血没有一定的周期，行经时间长短不一，有时淋漓不尽，有时大量出血。这种情况医学上称为无排卵性功能失调性子宫出血。多见于青春期少女和更年期女性。

第二种情况：假如卵巢有排卵，但排卵后雌、孕激素分泌不足，对子宫内膜的增生缺乏后续的支持，造成子宫内膜只受排卵前雌激素的影响而有少量的增生，后期增生尚未达到应有的厚度，雌、孕激素便早早撤退，内膜因缺乏雌、孕激素的支持而提前脱落，这就形成经血过早排出，但出血量不是很多。这种月经周期缩短的表现，临床称月经频发。这种情况称黄体功能不足引起的排卵性月经失调，多发生于生育年龄的女性。

第三种情况：假如有排卵，排卵后雌、孕激素的分泌也正常，内膜增生过程良好，但雌、孕激素不是迅速撤退，而是恋恋不舍，使整个撤退期延长。内膜一方面因激素撤退而脱落出血；另一方面又不断受残留激素的刺激而增生，造成内膜不能如期完成脱落过程，表现为月经周期正常而行经时间延长，且出血量增多，这种情况称为子宫内膜不规则脱落。

第一种情况多发生于青春期和更年期女性，但发病原因完全不同，青春期是由于神经中枢与卵巢之间尚未建立稳定性的调节关系，信息链接不稳定，造成卵巢不能排卵；而更年期则是由于卵巢功能衰退，无卵可排，所以造成无排卵性功血。在治疗上，采用内分泌治疗极为有效。青春期以调整月经促排卵为主，生育期以调整月经辅佐黄体功能为主，更年期则以减少出血量诱导绝经为主。

第二种情况多发生于整个育龄期女性。正常情况下，卵巢排卵后，卵子的外壳——卵泡变成黄体，由黄体分泌雌激素、孕激素，刺激子宫内膜增生、变厚。由于神经内分泌功能紊乱，导致排卵后激素分泌减少，子宫内膜缺乏足够的性激素而停止增生，于是提前脱落出血。治疗以促进黄体功能为主，多采用激素治疗。

第三种情况也发生于育龄期女性。由于下丘脑—垂体—卵巢调节紊乱，引起黄体萎缩时间延长。治疗以促进黄体功能、补充孕激素为主。目的是使黄体及时萎缩，内膜完整脱落。

对患者而言，如果出现月经过多、月经周期缩短、行经时间延长等情况，你应该怎么办?

当然要去看医生。就诊前要仔细回忆自己月经来潮时间、结婚时间、生育情况、避孕措施，月经从何时开始不正常，月经有无规律的周期，行经时间几天，出血量多少，每月用几包卫生巾，经血颜色深浅，有无血块，以往有无停经史，有无生殖器疾病，患病前有无精神紧张、情绪打击等因素，治疗经过、用药情况等。如果你有什么全身疾病，如肝病、血液病、高血压、贫血等，也是极为重要的资料。将上述情况提供给医生，可作为诊断疾病的重要依据。

如果是全身疾病或生殖器疾病引起的，应该积极治疗原发病，也就是引起月经不正常的疾病；如果是功能失调引起的，在医生用药的同时，不应忽视精神方面的调理，因神经内分泌功能受情绪影响很大，在治疗中不能完全依赖药物。

出血过多的自我调理

月经过多的患者应该怎样配合医生的治疗呢?

①对于患有全身疾病的患者，在治疗原发病期间，应注意增加营养，多休息。

②对于患有生殖器疾病的患者，在治疗妇科疾病的同时，要注意外生殖

器的卫生清洁。月经期绝对不能性交，避免感染。内裤要柔软、棉质，通风透气性能良好，要勤洗勤换，换洗的内裤要放在阳光下晒干。

③对于神经内分泌功能失调性子宫出血的患者，则要注意精神、情绪方面的调节。因为月经病不是一个单一的妇科范畴的疾病，它与神经系统的关系极为密切。精神紧张、情绪变化常可引发月经不正常，而药物的作用常常不能从根本上解决问题。因此，在治疗月经病时，必须保持精神愉快，避免精神刺激和情绪波动。如果是少女初潮，则更没有必要紧张，随着下丘脑—垂体—卵巢轴逐步稳定完善，月经就会正常起来。

④寒冷可引起血管收缩，所以，出血期不宜吃生冷、酸辣等刺激性食物，注意保暖避寒。平时必须增加营养，常喝牛奶、豆浆，吃鸡蛋、猪肝、菠菜、猪肉、鸡肉、羊肉等，增强体质。

月经稀发

为什么会出现月经稀发的情况

月经周期后延，不能按期来潮，医学上称月经稀发。凡月经周期在36天至6个月者，均可诊断为月经稀发。病因可能是卵巢内的卵泡（卵子的前身物质）发育迟缓，以致迟迟达不到成熟阶段。其中有些患者可以是稀发排卵，每隔40余天或2～3个月排1次卵，称有排卵性月经，月经虽稀，但其血量及持续时间仍正常；另外一种情况是卵泡发育受阻，未达到充分成熟阶段即退化闭锁，而引起无排卵月经，经量可多可少，也可淋漓不断。

月经稀发，常常是闭经的先兆，许多疾病像卵巢早衰、闭经泌乳综合征、多囊卵巢综合征等在闭经前都有月经稀发病史。炎症、放疗能破坏卵巢组织，同样也会导致月经稀发。月经稀发患者应该到医院检查，然后根据不同情况进行治疗。

怎样对待月经稀发

对于青春期少女，多数属于功能失调性月经不调。女孩进入青春期后，生殖器官不可能一下子发育成熟。出现了月经初潮之后，大多不会马上建立规律的月经周期，而是相隔数月、半年或更长时间来月经，这是因为青春期卵巢的功能尚不健全，分泌的激素很难稳定，加上子宫的发育尚不够成熟，会出现月经间隔过长的现象。甲状腺功能不足，新陈代谢过低，或有全身消耗性疾病、营养不良等，也会使卵泡发育时间延长，不能按时排卵。另外这些现象还与气候突变及剧烈的情绪变化有关。

对于已婚女性，分两种情况。一种是由稀发排卵引起的月经稀发，常常会使怀孕的概率减小。如果患者希望生育，则应使用促排卵药物治疗以促进生育，如克罗米酚、绒毛膜促性腺激素、小剂量己烯雌酚，可诱发排卵；不要求生育、周期时间不长于2个月者，可不必治疗，但仍需要避孕。甲状腺功能低下者可补充甲状腺素。另一种为无排卵性稀发月经，这种情况更需要应用促排卵药物促进生育，不要求生育者也要每1～2个月肌肉注射黄体酮3天，使子宫内膜脱落出血一次，以预防子宫内膜增生。若卵巢功能过于低下则诱发排卵效果差，中医治疗有效，但周期较长。

对于月经一直按月来潮，偶然出现月经后延且伴有剧烈腹痛者，应及时进行检查，因为有可能是异常妊娠所致，必须及早查明原因，以免延误病情。

月经量少

月经量为什么少了

月经过少是指月经周期正常，但每次行经的天数短于3天，月经量少于20毫升，仅需少量或甚至不用月经垫，经血呈暗紫色或粉色。月经过少也是月经失调的一种表现。

月经过少的原因与闭经原因相似，只是程度上不同而已，其原因大致如下。

①下丘脑、垂体功能低下：多由于精神因素、遗传或环境因素影响所致，也可因全身疾病或长期服用避孕药等引起。由于上述因素抑制了垂体促性腺激素的分泌而导致月经过少。同时也可见于先天子宫发育不良，由于子宫很小，只有很少量的子宫内膜脱落，月经量也就少。

②某些妇科疾病是引起月经过少的常见原因：如子宫内膜结核破坏了部分或全部子宫内膜形成瘢痕，而致月经过少甚至闭经。

③刮宫手术：尤其是多次人工流产刮宫术后，由于机械性损伤过重，导致子宫内膜不能修复再生；或宫腔发生粘连，都可以发生月经过少甚至闭经。

④卵巢发育不全：在子宫内膜细胞中，有一类特殊的颗粒，称为溶酶体，与月经血量和流血时间有关。若雌、孕激素水平高，溶酶体复合物多，出血就较多，流血时间相应较长；相反，若卵巢发育不良，性激素产量低，溶酶体复合物相对就少，流血也少，流血时间就短。

上述原因均有可能使患者不能受孕。也有少数女性自初潮后月经量就少，但月经周期及排卵正常，则不影响受孕。

如何治疗月经量少

本病在临床诊断方面并不困难，但要排除因使用避孕药所致的月经过少。

对下丘脑、垂体、卵巢功能低下者，分两种情况，处于青春期的少女不必治疗，随着神经、内分泌系统的稳定，可自愈；对已婚者，可采用内分泌治疗。对结核引起的应以抗结核为主，但形成瘢痕者较难治愈。因刮宫手术造成的宫腔粘连，经治疗大部分可以恢复。

闭　经

为什么会闭经

少女到16岁还不来月经，或女性第二性征出现但月经尚未来潮，或年满14岁仍无女性第二性征出现者；已行经而又月经中断，不来潮时间超过6个月者，或根据自身月经周期计算停经3个周期以上，而又没有怀孕，那就是有问题了，这种情况医学上称为闭经。

子宫内膜每个月发生周期性变化，就使我们有了月经。而直接导致这些变化的是卵巢。卵巢能够排卵并交替分泌孕激素和雌激素，在它的作用下，经血如期来潮，像潮起潮落一样有规律。但是，如果卵巢出了问题，如功能衰退，不能排卵或不能分泌适量的性激素，或长了肿瘤、组织被破坏等，就可能发生闭经。另外，卵巢的功能又受脑垂体的支配，如果支配卵巢的脑垂体前叶出现异常，不能分泌促使性激素排放的物质，发生肿瘤或坏死等，也同样会导致闭经的发生。那么，脑垂体前叶又受谁的支配呢？前面已经说过，它就是下丘脑。下丘脑的功能失调可影响脑垂体，进而影响卵巢功能引起闭经。由于下丘脑又受中枢神经系统——大脑皮层的指挥，所以当一个人受到精神创伤、环境变化、情绪紧张等因素影响时，就会扰乱中枢神经与下丘脑间的联系，继而使脑垂体、卵巢功能异常，性激素分泌受阻而闭经。此外，减肥不当引起体重下降过快、神经性厌食、消耗性疾病和过度运动造成的体重下降等，均可干扰中枢神经系统与下丘脑的内分泌调节而诱发闭经。

下丘脑—垂体—卵巢，这3个控制月经来潮的环节层层下达命令，建立起一个相互联系、畅通有序的信息管理系统，支配着月经来潮，其中任何一个环节出了毛病，都能够导致闭经发生。但是，如果以上环节都没有问题，而接受信息的终端——子宫出了问题，同样会引起闭经。其中常见的情况有：子宫发育尚未成熟，不能对性激素产生反应。也就是说，性激素的到来并没有引起子宫内膜的增厚、脱落的周期性变化，当然也就不会有月经。这种情况称原发性闭经。另外，人流刮宫过度可引起子宫内膜损伤，使其无法呈现周期性变化；疾病造成的子宫内膜炎、子宫恶性肿瘤后放疗引起子宫内膜破坏，都可造成闭经，这些情况称继发性闭经。

还有一些内分泌系统的疾病，如闭经泌乳综合征、多囊卵巢综合征、肾上腺皮质机能亢进、甲状腺功能减退或亢进、肾上腺皮质肿瘤、胰腺病变等也可能引起闭经。

还需要注意的是，有些闭经属于假性闭经，假性闭经又叫隐性闭经，即卵巢功能正常，保持着周期性活动；子宫内膜也正常，按周期行经。但月经的出口处，如子宫颈、阴道或处女膜有先天性缺陷或后天性损伤，引起闭锁，导致经血不能外流。这样，从现象上看是没有行经，但实质上是经血没有出路，储存在阴道成为阴道积血；或者经血多时将子宫腔扩大，造成阴道子宫积血；或者更向上将输卵管也变成储存经血的地方，并通过输卵管伞端流入腹腔。这些病人往往有下腹周期性胀痛，并且逐月加重，与上述真性闭经不同。一经检查发现，将处女膜切开，或将闭锁的阴道以及子宫颈打开，通向子宫腔，闭经就治愈了。

当你就诊时，应向医生提供自己的月经史，包括初潮年龄、月经周期、经期、经量等。已婚女性还应提供生育史、人流史及产后并发症。同时还要提供闭经时间及症状，仔细回忆发病前有无导致闭经的诱因，如精神因素、环境改变、各种疾病及近期用药情况（因有些药物可导致内分泌失调）。

医生在排除了早孕的可能以后，会根据你的具体情况做相应的检查。

既然月经与子宫、卵巢、垂体、下丘脑的功能密切相关，那么在月经发生异常时，它们理所当然地通通被列为“嫌疑犯”。究竟谁该对此负责？医生要对它们进行逐一审查：

首先要检查子宫是否存在问题。医生要做诊断性刮宫或宫腔镜检查，了解子宫发育是否正常，子宫内膜对性激素的反应及有无子宫内结核等；还可通过子宫输卵管碘油造影和子宫镜检查，观察子宫形态有无异常和内膜是否存在病变。还可做药物撤退试验，通过观察子宫内膜对性激素的反应，确定子宫内膜是否存在缺陷，是否被破坏，最终确定是否为子宫性闭经。如果子宫内膜有缺陷或被破坏，可诊断为子宫性闭经，即子宫本身问题引起的闭经。

如果通过上述试验证明子宫没有问题，应考虑闭经是否为卵巢功能失调或疾病引起的，通常要做基础体温测定，观察卵巢有无排卵和黄体形成；做阴道脱落细胞检查，可反映雌激素水平，推断卵巢有无早衰；此外还可做宫颈黏液结晶检查和血甾体激素测定，观察各种性激素情况。如果卵巢没有问题，还要进一步做下面的检查。

如果怀疑垂体功能不正常或是存在疾病，通常要做血FSH、LH、PRL（分别为尿促卵泡素、黄体生成激素、催乳激素）放射免疫测定和垂体兴奋试验。观察垂体有无功能衰退或肿瘤，确定闭经是否由垂体引起。怀疑有肿瘤存在还需做蝶鞍X线检查或CT扫描。

如果查明子宫、卵巢、垂体都没有问题，那么则高度怀疑下丘脑是否存在病变。如果下丘脑也没有异常，则要怀疑是否有先天性畸形，应进行染色体核型分析及分带检查。考虑闭经与甲状腺功能异常有关时应测定血T3、T4、TSH，考虑闭经与肾上腺功能有关时可做尿17-酮、17-羟类固醇或血皮质醇测定。

在经过了上述一系列的检查之后，医生经过综合、分析、判断，最终确定是什么原因引起的闭经。有了明确的诊断以后，治疗会根据病因而确定。

闭经以后如何进行生活调理

①全身调理：对精神紧张、厌食、减肥、运动过量引起的闭经，应解除精神因素、环境因素及种种诱发因素，改善营养，适当休息，增强体质。同时可以配合中药、针灸调理。如不好转可进行心理治疗。

②对引起闭经的器质性病变进行及时、恰当的治疗：如生殖道结核应予抗结核治疗；垂体肿瘤可行手术治疗；宫颈、宫腔粘连者行扩张宫颈、分离粘

连术；人流造成的闭经久治不愈者，可放置避孕环。

③性激素治疗：模仿自然月经周期做替代治疗，停药后月经可来潮并出现排卵。如人工月经周期疗法，雌孕激素合并治疗等。

④诱发排卵：有些患者下丘脑—垂体功能失调，使卵巢失去了性激素的刺激，而卵巢功能仍然存在，仅仅是因为卵巢没有接收到指令而未排卵，这种情况可选用促排卵药，排卵后子宫内膜发生周期性变化就会有月经来潮，同时可恢复生育功能。

⑤其他激素类药：用于其他内分泌失调引起的闭经，如甲状腺素，用于甲状腺功能低下或不正常者。

⑥手术治疗：如系垂体、卵巢或其他部位肿瘤而致闭经，应考虑手术切除，必要时可行放疗。先天性处女膜闭锁、宫颈口及阴道不畅造成的青春期女子月经不来潮，可采用手术治疗，进行矫正。

服避孕药后出现闭经怎么办

有些人在使用避孕药后出现闭经，其原因是内分泌的改变使子宫内膜增长不良，内膜脱落时，月经量很少，呈点点滴滴，服药时间较长时，可出现子宫内膜不脱落而发生闭经。这些现象都不是病，不必顾虑，绝大多数闭经者在停药后月经可自然恢复。如果服完短效口服药21片后，停药7天内不来月经，就可以在第8天开始服下1个月的药片。但闭经超过2个月，应找医生检查，以排除怀孕的可能性。3个月不来月经时，应停药改用其他避孕措施，待月经自然恢复后再继续服药。

同样，在服长效口服避孕药和注射复方长效避孕针后闭经，只要经医生检查不是怀孕，仍可按期服药或打针。孕激素避孕针或埋植剂引起的闭经，只要没有体重过度增加等其他症状的出现，可以继续使用。如果闭经时间过长或同时合并其他症状，应停药观察，待月经自然恢复。如3个月仍不来月经就应到医院检查闭经的原因。

经期不适

月经期间为什么会关节疼痛

不少女性在月经期间会出现关节疼痛，以膝关节最为常见，称经期关节痛。经期关节痛一般于经前1周左右开始出现，走路时加重，休息后减轻；伸膝（如下楼梯）时明显，屈膝（如上楼梯）时消失。膝关节局部稍有肿胀，皮肤温度略高，伴有深部压痛。月经结束后，膝关节疼痛可逐渐自行减缓乃至完全消失。大多数患者往往伴有腹胀、腹泻、乳房胀痛、肢体水肿等症状。

这种现象与月经期间水盐代谢紊乱有密切的关系。月经前期，女性体内的激素水平发生了明显的变化，这时雌激素和醛固酮分泌不协调造成水和盐的潴留，过多的水盐积聚在机体的组织内，出现程度不等的水肿，以颜面、手、足等部位最明显。由于人体膝关节内充满脂肪组织，水盐潴留使脂肪垫发生肿胀，进而压迫关节周围的神经末梢而引起疼痛。

通过以下方法可以预防经期关节疼痛。

①生活要有规律，劳逸结合，保持充足的睡眠，尽量避免精神紧张与情绪波动。

②经前饮食以清淡少盐、富于营养且容易消化为宜。

③平时适当进行运动，尤其在月经前，多走路、爬山等有利于缓解症状。关节疼痛较重的人，可服用药物，如芬必得、扶他林等，或在医生指导下服用活血通络的中成药，如当归丸、木瓜丸或独活寄生丸等。

月经期间鼻出血怎么办

如果伴随着月经周期有规律地出现鼻出血或吐血现象，同时伴有月经量少或不行经，这种现象似乎是经血向上逆行，所以中医把它称为倒经或逆经，西医称之为“代偿性月经”“周期性子宫外出血”。

月经前后或月经期间为什么会出现鼻出血或吐血呢？现代医学认为，鼻黏膜与子宫内膜构造相似，鼻黏膜对卵巢雌激素的反应较为敏感，因而在月经期间鼻黏膜过度充血、水肿以致出血；也有人认为是子宫内膜随血液跑到了鼻黏膜所致，血液病也是引起倒经的因素之一。目前，对倒经还没有较理想的治疗方法，一般治疗原则是纠正局部病变，多采用电灼出血点及子宫内膜异位灶，也可采用甲睾酮和合成孕激素治疗。

中医认为，倒经是由于血热气逆而引起，与肝气不舒、肝火内盛或平素嗜食辛辣食品有关。中药治疗倒经有独特的疗效，根据“热者清之”“逆者平之”的原则，多采用清热降逆、引血下行的方法治疗。临床上可根据患者伴有的症状进行辨证施治，常分为肝经郁热和肺肾阴虚两种类型。

肝经郁热型的患者于每次月经期或月经前有鼻出血，出血量较多，血色鲜红，伴有心烦易怒，两胁胀痛，头晕口苦。也有的患者月经提前，量不多，渐渐至闭经。舌红苔黄，脉弦数。治疗宜解郁清肝，降逆止血，可选用丹栀逍遥散加川牛膝、白茅根、茜草治疗。

肺肾阴虚型则表现为经期或经后鼻出血，量少，血色暗红，平素多有头晕耳鸣、潮热颧红、口干咳嗽、手足心热、唇红盗汗、舌红无苔，脉细数。治疗宜滋阴降逆、滋肾润肺，可用“顺经汤”合二至丸治疗。

流鼻血时可采用下列急救方法。

①捏紧鼻腔，安静地伸长下巴用口进行呼吸，数分钟后便可停止。

②用冷水在鼻以上的额头部位进行冷敷。

③不要用脱脂棉花或草纸等堵塞鼻腔，因为使用这些多纤维质的东西堵塞时，会因鼻中留下的纤维质引起再度出血的现象，所以最好用卷扎好的纱布塞入。也可以使用干棉球蘸中药三七粉或云南白药塞入鼻孔内，可快速止血。

④止血后不要在短时间内再大力地捏擦鼻腔，以免再度流血。

⑤将不出血一侧的上肢高高举起，会很快收到止鼻出血的效果，待血止后，再稍待片刻，再将举起的手慢慢放下；如双鼻腔流血，可将双手举起。

月经前淋漓出血是怎么回事

有些人在来月经前出现少量出血现象，这是为什么呢？从西医的角度来说，这是由于黄体功能不足或过早退化，产生孕激素不足，不能维持分泌期内膜的稳定性所致。另外，其他情况，如环境改变、情绪不稳定、起居改变等，也可造成经前少量出血。如果这种情况只是偶尔出现，可不必治疗。如果连续出现，可在医生指导下采用小剂量激素调节，也可补充绒毛膜促性腺激素、氯米芬，均可改善黄体功能。

从中医的角度来说，肾为先天之本，主藏精气，是机体生长发育的动力和生殖机能的根本。女性肾气充足，才能有正常行经和孕育的能力。如肾精或肾气不足，病邪侵袭伤及肾气，影响冲、任二脉，就会发生经前出血、带下、腰疼等病症，可服用安坤赞育丸或参茸白凤丸。

经前紧张综合征

经前紧张综合征的常见原因

为什么有些人容易在月经来临前感到焦虑或忧伤？甚至做出让人奇怪的事情？女人在月经前容易出现情绪不稳，如烦躁易怒或抑郁、易哭、思想不集中、精神紧张等现象，同时还伴有水肿、乳房胀痛、头晕、头痛、身痛、恶心、暴食等症状，它们可以统称为“经前紧张综合征”。这种不适一般于月经来潮前7天开始出现，在行经前2～3天加重，通常会于月经来潮后迅速消失。

迄今为止，医学家对这种现象尚无肯定的解释，他们认为可能与下列多种因素有关。

①水钠潴留：经前紧张综合征患者醛固酮分泌增多，造成水钠潴留而出现水肿、腹胀。

②激素影响：由于体内雌激素过多而孕激素不足，人体的神经系统对激素的变化非常敏感，月经前激素水平的细微变化会令人出现明显的情绪反应方面的症状。还有人于经前期血催乳素水平升高，从而引起乳房胀痛。

③精神神经因素：经前紧张综合征好发于平时精神紧张、工作压力大的人身上，这与个体差异、性格、经历、身体状况等有关。

④维生素缺乏：维生素A或B族维生素缺乏可影响雌激素在肝内的代谢，影响激素平衡。

对这种疾病的治疗方法主要是采用心理疏导及饮食治疗，若无效可予以药物治疗。服用利尿剂，纠正水钠潴留；服用安定等控制精神症状；或用激素治疗，抵消过量的雌激素。中药治疗本病效果也不错，对于以情绪问题为主并伴有乳房胀痛者，可服用加味逍遥丸或舒肝丸；水肿明显者可服用济坤丸或济生肾气丸；经前身痛、头痛明显者可服用正天丸或血府逐瘀丸。

经前紧张综合征的生活调理

有经前紧张综合征的人在生活中应该注意些什么?

①减少盐类摄取：因为过多的盐容易加重水分淤积，出现水肿。

②合理饮食：饮食以低盐、低蛋白质为主，及时补充蔬菜、水果、谷类食物及适量的维生素、矿物质，限制饮酒及饮用咖啡等。

③足够的睡眠：充足的睡眠可以缓解紧张与疼痛。

④运动：运动可以减轻压力，消除水肿。可以坚持散步、游泳、郊游等。所谓规律的运动是指每周3次，每次30～45分钟。

患有经前紧张综合征的女性会不由自主地痛恨月经，这种情绪只会加重不适的症状。不要以为月经是一件很麻烦的事，要知道月经的根本意义在于代表一种女性的特质与能力，这种成熟的物质与生育的机能，是人类生命的根源。如期而至的月经是身体健康、功能健全的最好显示。

● 下丘脑—垂体—卵巢轴，亦称“性腺轴”，对整个月经周期起决定性作用，影响任何一个环节，都可能导致女性激素分泌异常，出现月经周期、经期、经量的改变和躯体、精神等一系列症状。因此，从生理—心理—社会等方面，综合分析病因，有针对性地进行预防保健，是至关重要的。

● 心理因素对女性内分泌影响极大，不少人是由于对初始月经的无知、恐惧，渐进性发展为心因性痛经，经前期紧张、月经不调，甚至闭经等。重视青少年生理健康教育，学习有关月经的知识，以平和、平静、乐观的心态面对月经初潮及月月来潮，是预防经前紧张综合征的重要环节。

● 保持个人及外生殖器卫生，注意经期保健。避免生气、着急、疲劳、着凉和远程出游。进食易消化、有营养、富含钙元素、纤维素类食物，多吃新鲜水果、蔬菜等。

- 连续测定性激素水平，在医生指导下进行调整，如合并生殖器系统疾病时，一并调治。中药“定坤丹”“四物合剂”“女金丹”“调经丸”以及西药抗前列腺素制剂等均有一定的疗效，可在医生指导下服用。

第三章

妇科炎症的保健与治疗

妇科炎症与白带

怎样观察白带是否正常

女性的生殖器官在盆腔里，肉眼看不到它，但是当它有异常情况时往往会向我们发出信号。仔细观察自己的白带性状，它的变化能让我们提早知道某些生殖器官病变的信息。

白带由阴道、宫颈及子宫内膜分泌物混合组成，它的数量与质量还受雌激素的影响，所以能够反映子宫、阴道和内分泌的正常与否。当白带的色、质、量和气味发生变化时，常常提示某种疾病。

①正常白带：正常白带应该是乳白色或无色透明的，质地黏滑，像鸡蛋清一样，量不多，略带腥味或没有什么气味。在排卵期、妊娠或口服避孕药时，会出现白带增多，其原因与体内雌、孕激素水平的变化有关，是正常的生理现象。

②白色泡沫状白带：白带像米汤样混有泡沫，有时呈黄色、灰黄色或黄绿色，味腥臭，量多，常常浸湿内裤，阴道或外阴发痒或有烧灼感。这种白带多见于滴虫性阴道炎，有时也见于子宫内膜炎或阴道异物。

③白色豆腐渣样白带：白带为乳白色凝块状，呈豆腐渣样或乳酪样，量多，有时外阴也附有白色的膜状物，不易擦掉，伴有外阴瘙痒和烧灼痛。常见于霉菌性阴道炎。

④血性白带：白带内混有血性分泌物，血量多少不定，常在房事后或接触后出血增多，常见于宫颈炎症或恶性肿瘤，也可见于宫颈结核、子宫内膜炎、老年性阴道炎及戴避孕环后出血等情况。

⑤汤水样白带：白带像黄水样或洗肉水样，也有的像米汤，绵绵不断，

有恶臭味。常见于子宫颈癌、子宫体癌、输卵管癌，有时也见于子宫黏膜下肌瘤、宫颈息肉合并感染。

⑥脓性白带：像脓液一样，黄色或黄绿色，黏稠如鼻涕，有臭味，可伴有腹痛。多见于子宫内膜炎、急性盆腔炎、老年性阴道炎、宫颈结核、子宫黏膜下肌瘤、子宫翻出、阴道异物，有时也见于慢性宫颈炎。

此外，白带减少也是不正常的。如果育龄期女性白带减少到不能满足生理需要，经常感到外阴干涩不适，这就属于病态了。这是由于卵巢功能减退、性激素分泌减少引起的，常常出现于卵巢早衰的患者。绝经后女性常感觉外阴干涩，阴道无分泌物，这是正常现象，是卵巢萎缩、性激素分泌明显减少所致，但是，此种状况出现后，随之而来可能会发生老年性阴道炎。

如何看懂白带化验单

当你因某种原因去医院妇科看病时，医生会让你做白带检查，面对这张白带化验单，你或许会困惑不已。那么，怎样看懂这张化验单呢?

一般的白带常规化验单有以下几个检测项目。

①pH值：反映阴道的酸碱度。正常情况下，阴道内的乳酸菌可使糖原分解为乳酸，白带呈弱酸性，可防止致病菌在阴道内繁殖，这是阴道的自净作用。正常时pH值为≤4.5，多在3.8～4.4。患有滴虫性或细菌性阴道病时白带的pH值上升。

②阴道清洁度：表示阴道的细菌情况，一般分为4级。Ⅰ度表示显微镜下可见大量阴道上皮细胞和大量阴道杆菌；Ⅱ度时镜下可见阴道上皮细胞，少量白细胞，有部分阴道杆菌，可有少许杂菌或脓细胞；Ⅲ度时镜下可见少量阴道杆菌，有大量脓细胞与杂菌；Ⅳ度表明镜下未见到阴道杆菌，除少量上皮细胞外主要是脓细胞与杂菌。

Ⅰ～Ⅱ度属正常，Ⅲ～Ⅳ度为异常白带，表示有阴道炎症存在。

③霉菌与滴虫：这一项是了解阴道是否有霉菌和滴虫存在。白带经过处理后在显微镜下可以根据其形态发现有无滴虫或霉菌，如存在滴虫或霉菌不论

其数量多少均用“＋”来表示，“＋”这一符号只说明该女性感染了滴虫或霉菌，并不说明其感染的严重程度。

④胺试验：是检查白带中胺的含量。患细菌性阴道病时，白带可发出鱼腥味，它是由存在于白带中的胺通过氢氧化钾碱化后挥发出来所致。

⑤线索细胞：是细菌性阴道病的最敏感、最特异的体征，临床医生根据胺试验阳性及有线索细胞即可做出细菌性阴道病的诊断。

炎症与外阴瘙痒

外阴为什么会瘙痒

外阴瘙痒是妇科很常见的症状，严重者可波及肛门周围，症状可以时轻时重，常使患者坐卧不宁，影响工作和生活。若反复搔抓会出现皮肤增厚、抓痕、血痂及苔藓样硬化等改变。引起外阴瘙痒的原因有很多，如日常生活中衣着因素的刺激、全身性疾病、外阴局部病变及感染等都可能成为致病因素。其中常见的原因如下。

①霉菌感染：常伴有白带增多、阴部瘙痒、灼热痛，或尿频、尿急和性交疼痛。白带多为黏稠状，呈白色豆腐渣样或乳酪样。小阴唇内侧及阴道黏膜附有白色片状薄膜，擦去后可见红肿的阴道黏膜。

②滴虫感染：外阴灼热、瘙痒，伴尿频、尿痛，偶有血尿。白带增多，像米汤样混有泡沫，可为灰黄色、乳白色或黄白色，有时也为黄绿色脓性分泌物。

③老年性阴道炎：炎症可波及尿道口周围黏膜，伴尿频、尿痛、尿失禁，腹部坠胀不适，白带增多且为黄水样。见于更年期内分泌失调或已切除卵巢的女性。

④淋球菌感染：排尿烧灼样疼痛，尿频。白带增多明显，为脓性或黏液性，常常伴有下腹疼痛。

⑤阴虱感染：患者阴部瘙痒，局部可见丘疹或脓包，放大镜中可见阴毛上附有阴虱，白色内裤上可看到黑色排泄物。

⑥疥螨感染：多为夜间阵发性剧烈瘙痒，可并发于股部、腋部、腹部、乳房。

⑦外阴局部病变：外阴皮肤病如外阴湿疹、神经性皮炎、单纯性外阴炎、外阴白斑、外阴肿瘤等均能成为引起外阴瘙痒的原因。

⑧不良卫生习惯：平时不注意清洁外阴，使阴道分泌物或经血刺激阴部皮肤，会引起瘙痒。反之，每日数次清洗外阴，或经常使用碱性强的肥皂或高锰酸钾水泡洗外阴，使外阴皮肤过于干燥，也会引起瘙痒。

⑨衣着不适：喜欢穿化纤内裤，会使外阴皮肤通风不畅，汗渍浸泡，出现瘙痒。

⑩过敏：全身或外阴局部用药过敏，引起外阴瘙痒。或对香皂、香粉、含香料卫生纸、避孕套、避孕帽等中的一些化学物敏感所致。

⑪全身性疾病：维生素A及B族维生素缺乏、黄疸、贫血、白血病等疾病引起的外阴瘙痒是全身瘙痒的一部分。糖尿病病人的糖尿刺激外阴，也是引起瘙痒的常见因素。另外，肥胖病人因皮脂腺、汗腺分泌过多，刺激外阴，也会引起外阴瘙痒。

⑫粪便、尿液刺激：极少数病人因患尿道阴道瘘，或小便失禁，或肛瘘，使粪便、尿液长期刺激外阴，出现瘙痒。

⑬特发性外阴瘙痒症：原因不明，与情绪干扰或某些轻微刺激有关。

⑭精神因素引起外阴瘙痒：如情绪忧郁紧张、烦躁时常有外阴瘙痒。

⑮少数病人在月经前或妊娠期因外阴充血而出现瘙痒，临床检查无异常发现，不需要治疗。

对外阴瘙痒的治疗原则是，首先治疗导致瘙痒的全身性疾病或局部疾病，同时服用抗过敏药物，补充维生素A、维生素C和维生素E等。日常生活中要避免精神刺激，减少忧虑和紧张。少喝浓茶、酒等饮料，也不要吃辛辣的食物。洗澡时不要用温度过高的热水，不用肥皂洗外阴。可用中药苦参30克、蛇床子15克、防风10克、野菊花20克，水煎后熏洗外阴，有较好的疗效。平时要注意外阴部的清洁卫生，每天用清水冲洗外阴，可以预防外阴瘙痒。

少女外阴瘙痒怎么办

青春期是女性代谢旺盛的时期，汗腺分泌较多，阴唇皱襞部位容易积存污垢；加上卵巢功能十分活跃，白带随之增多，而外阴离尿道、肛门又很近，因而容易受到污染而发生瘙痒。少女月经初潮后如果不注意经期的阴部卫生，经血和阴道分泌物污染与刺激外阴部也可以引起瘙痒，甚至发展为外阴炎症。

滴虫性外阴阴道炎的发病率在青春期后明显增多，这是因为雌激素所引起的阴道酸性环境改变为滴虫感染提供了条件，因此幼女中少见的滴虫感染到了青春期明显增多，主要通过公共浴池、浴盆、浴巾、便器、与患病亲属接触等间接途径感染所致。此外，湿疹、疥疮、接触性皮炎、肠道寄生虫（如蛲虫）等，都可以引起外阴瘙痒。另外，外阴瘙痒也可能是全身性疾患的症状之一，如黄疸、白血病、贫血病等。还有一种精神、神经性瘙痒，这些少女一般外阴皮肤无任何不良刺激，仅仅是自觉发痒而去抓挠痒处，结果越抓越痒。

中医认为，少女外阴瘙痒多属于湿热下注，由于湿热下注，犯扰肝经，或洗浴不洁、感染病虫、虫蚀阴中所致。症状是阴部奇痒难忍，带下量多，色黄如脓。治宜清利湿热，兼以杀虫，可辨证用药，外用蛇床子、花椒、黄檗、地肤子、苦参各30克，白矾10克，水煎洗浴。

患有外阴瘙痒的少女，首先要注意外阴卫生，保持局部清洁。月经期间要选用质量有保证的卫生巾；穿柔软、透气性强的棉布内裤，并要勤洗勤换；每天清洗阴部，不要用热水或肥皂烫洗。其次要保持情绪稳定，尽量克制用手搔抓及摩擦患处，频繁搔抓会越搔越痒，还容易继发感染；饮食要忌辛辣，不吸烟饮酒。

如何治疗阴虱

阴虱是一种寄生虫，它寄生于阴毛的根部，吸血，可以引起人体的过敏反应，因此感染后瘙痒剧烈。一般通过公用被褥和密切接触传播，内裤、床垫或坐式便器都可以间接传播，性生活也可以传染阴虱。

阴虱治疗包括几个步骤：

①剃除阴毛并用火将阴毛烧毁，内衣、衬裤要煮沸或熨烫。

②外用药物有：0.01％二氯苯醚菊酯溶液。这是一种高效低毒杀虫剂，一次外搽使阴毛全部湿润，3天后洗净即可。此药对阴虱卵也有杀灭作用，对人体无害。注意不要误食或滴入眼内。

用25％～50％的酒精浸液，每日外搽2次，连续3天，再用温米醋涂搽，可破坏阴虱卵与阴毛之间的黏着物，使阴虱卵易被除去。

25％的苯甲酸苄酯乳剂、1％的六氯苯霜、10％的硫黄软膏或优力肤霜等均可杀灭阴虱。

③如有继发感染，可局部外用抗生素软膏。

④性伴侣要共同治疗。

如用上述方法治疗后7～10天，又有新的虱卵出现，应重复治疗1次。

宫颈炎

宫颈炎有哪些表现

宫颈是子宫的大门，它平时紧紧地关闭着，保护子宫免受细菌、病毒的侵犯。但是当女人经历分娩、流产或手术时，宫颈会打开，如果它受到损伤，从阴道里进来的病原体如葡萄球菌、链球菌、大肠杆菌、厌氧菌、淋病双球菌、结核杆菌、滴虫等就会从破损的地方进入宫颈深层，有可能造成宫颈肥大、宫颈息肉、宫颈腺体囊肿和宫颈内膜炎等变化，这就是平时所说的宫颈炎。此外，性生活不注意卫生清洁、性生活过频、一个人长期接触化学物质和放射线也可以引起上述反应。

那么，患了宫颈炎有哪些表现呢？白带的异常是最明显的表现，患宫颈炎时白带增多，白带的颜色可呈乳白色黏液状，也可呈淡黄色脓性，有时呈血性，常常出现性交后出血。炎症扩散至盆腔时还可以出现腰部酸痛、下腹部坠痛及痛经等。常于月经、排便或性交时加重。

妇科检查时可见宫颈有不同程度的柱状上皮异位、肥大、腺体囊肿或息肉。

由于患宫颈炎时最常见的表现是宫颈柱状上皮异位，所以平时所说的宫颈炎与宫颈柱状上皮异位其实指的是一种病。原来临床上将柱状上皮异位称为宫颈糜烂，根据宫颈柱状上皮异位面积大小分为三度：轻度是指异位面积不超过整个宫颈面积的1/3；中度是指异位面积占整个宫颈面积的1/3～2/3；重度是指异位面积占整个宫颈面积的2/3以上，现已不再使用该说法。一般认为宫颈柱状上皮异位可不需处理，宫颈柱状上皮异位与早期子宫颈癌常常难以鉴别，所以需要做宫颈刮片检查加以鉴别，必要时做活检以确定诊断。患有宫颈柱状上皮异位的女性要定期做防癌检查。

如何治疗宫颈炎

宫颈炎一般不需治疗，如果症状明显，治疗以局部治疗为主，治疗前常规做宫颈刮片，以排除早期宫颈癌。治疗方法包括以下几种。

1. 药物治疗

上药之前，需清洗阴道，常用的方法有阴道冲洗或称阴道灌洗。阴道洗净的药可用清水，亦可用1：2000的新洁尔灭或1：5000的高锰酸钾液。阴道用药有：氯己定栓，每晚1次，每次1粒，7天为1疗程；使用爱宝疗栓剂效果较好，每天上1次，6天为1疗程，每次月经周期后可使用1个疗程，一般3个疗程可痊愈。

2. 物理治疗

如前所述，常用方法有电熨、冷冻方法、激光治疗、微波治疗等。

3. 中药治疗

①湿热下注型：带下量多，色黄白或为脓性，或带血丝。性交痛或性交后阴道出血。腰酸坠胀，腹胀下坠，或有小便频数疼痛、阴痒、口苦咽干。舌红苔黄腻，脉弦滑。可服用妇炎平胶囊、抗宫炎片、四妙丸、子宫丸等。

②脾肾亏虚型：带下量多清稀，绵绵不断，食少神疲、腰膝酸软、面色无华，或大便溏稀。舌淡苔白或腻，脉濡缓。可服用止带丸。

③外用药有苦参栓、妇宁栓。

宫颈柱状上皮异位的预防

预防宫颈柱状上皮异位，主要应注意以下几点。

①讲究性生活卫生，适当控制性生活，杜绝婚外性行为和避免经期性交。

②及时有效地采取避孕措施，降低人工流产、引产的发生率，以减少人为的创伤和细菌感染的机会。

③凡月经周期过短或月经期持续较长者，应予积极治疗。

④应提醒大家，清洁过度亦会导致宫颈柱状上皮异位出现，有些女性过度讲究卫生，但缺乏必要的知识，经常用较高浓度的消毒药液冲洗阴道，结果适得其反。因为这样做不仅会影响阴道正常菌群的生长，使其抑制病菌的作用下降，也可造成不同程度的宫颈上皮损伤，导致宫颈炎症发生。

⑤定期妇科检查，以便及时发现宫颈炎症，及时治疗。

盆腔炎

盆腔炎是怎么回事

女性的子宫、卵巢、输卵管位于盆腔，当它发生炎症时往往会波及周围的组织及盆腔腹膜，引起这些部位的炎症，所以医学上将上述部位的炎症统称为盆腔炎。

正常情况下，女性生殖系统有一套自然的防御体系，它们能够充分抵御细菌病毒的侵袭，所以我们不会轻易患上盆腔炎。只有当机体的抵抗能力下降，或由于其他原因使女性的自然防御机能遭到破坏时，才会导致盆腔炎症的发生。那么，引起盆腔炎的因素有哪些呢？首先是子宫的创伤造成的，比如分娩、流产或剖宫产后，机体的抵抗力下降或手术消毒不严，使细菌病毒通过破损部位进入子宫、卵巢和输卵管，引起了这些部位的炎症。经期不注意卫生或经期性生活等，导致各种病原体感染，经阴道上行到子宫腔、输卵管等生殖器官。放置避孕环、宫颈扩张术及刮宫术都会使局部炎症的机会增加。由于子宫和输卵管与腹腔相通，女性生殖器通过血液和淋巴管又与腹腔相联系，所以生殖器官的炎症会引起其周围的盆腔组织发炎，反之，盆腔的感染也会引起生殖器官的炎症。所以盆腔炎很少局限于一个部位，而是几个部位同时发病。

盆腔炎分急性和慢性两种。

急性盆腔炎的治疗与调理

急性盆腔炎包括急性子宫内膜炎、急性子宫肌炎、急性输卵管卵巢炎、急性盆腔结缔组织炎、急性盆腔腹膜炎。常见症状有高热（体温为38℃~40℃）、寒战、头痛、食欲不振、下腹疼痛、腰酸、白带增多，且呈脓性，有臭味等。有腹膜炎时可出现恶心、呕吐、腹胀、腹泻的症状。炎症刺激泌尿道可出现排尿困难、尿频、尿急、尿痛的症状，刺激直肠可出现腹泻和排便困难的症状。医生检查时可发现下腹部肌紧张、有压痛，阴道内有大量脓性分泌物、子宫颈充血，子宫两侧可摸到肿块并有压痛。

得了急性盆腔炎应卧床休息，最好取半卧体位，有利于脓液积聚在一起而使炎症得到控制。还应给予充足的营养及水分，食用易消化食物，疼痛严重可使用止痛药，高热可用物理降温法。根据感染细菌的种类使用抗菌药物，如青霉素、链霉素、氯霉素、金霉素等。抗菌药物应采用广谱有效、足量药物，症状消失后应巩固用药，防止形成慢性盆腔炎。有盆腔脓肿形成时应手术穿刺或切开引流；经药物治疗无效，或疑有输卵管积脓、卵巢脓肿破裂，出现败血症时应手术治疗。同时可以配合中药治疗。

急性盆腔炎未能恰当彻底地治疗，或病人体质差，病情迁延日久就会转成慢性盆腔炎。也有的慢性盆腔炎并没有急性盆腔炎病史，一开始就呈慢性症状。慢性盆腔炎的全身症状不明显。有时可有低热、易感疲乏、精神不振、周身不适、失眠等。当病人抵抗力下降时，可急性发作。由于慢性炎症形成的瘢痕、粘连及盆腔充血，可引起下腹部坠胀、疼痛及腰部酸痛，常在劳累、性交后、排便时及月经期前后加重。由于盆腔瘀血，病人出现月经和白带增多；卵巢功能受损害时可有月经失调；输卵管炎造成阻塞后可导致不孕。医生检查可发现子宫的位置后倾，活动受限或粘连固定，在子宫一侧或两侧可摸到条索状增粗的输卵管，并有轻度压痛。

慢性盆腔炎的治疗与调理

慢性盆腔炎治疗上比较麻烦，患者首先要解除顾虑，增强治疗信心。平时要注意增加营养，锻炼身体，注意劳逸结合，提高抵抗力。治疗上一般使用物理疗法，改善局部组织症状。一般使用短波、超短波、激光、音频、离子透入、蜡疗等物理疗法，可促进盆腔血液循环，改善组织营养状态，提高新陈代谢以利炎症吸收和消退。各种抗菌药物应根据细菌的敏感试验来选用。有明显肿块者可行手术切除。若有宫内避孕器应取出，治愈后再放入。

应用中药治疗慢性盆腔炎效果较好，湿热型以小腹疼痛拒按、腰骶疼痛、带下量多、色黄质稠或伴有低热为特点，可服用妇科千金片；寒湿兼瘀阻者以小腹冷痛、喜温喜按、腰骶酸痛、带下量多、色白质稀为特点，可服用少腹逐瘀丸；气滞血瘀者以小腹胀痛拒按、经前乳胀、行经腹痛加重、月经有血块、血块排出痛减为特点，可服用妇科回生丹。除服药外还可做外敷，炒大青盐500克或醋拌坎离砂500克，用布包敷于下腹部，也可用红藤煎100毫升做保留灌肠。

盆腔炎可引起不孕，所以生育期女性预防盆腔炎是非常重要的。预防的具体措施有，人工流产后3周内、分娩6周内不能做宫腔手术，也不能性交、冲洗、游泳。避免在月经期性交。积极防治性传播疾病。平时做好避孕，少做或不做人工流产。被诊为急性或亚急性盆腔炎患者，一定要遵医嘱积极配合治疗，以免转成慢性盆腔炎。慢性盆腔炎患者也不要过于劳累，做到劳逸结合，节制房事，以避免症状加重。

未婚女孩为什么会得盆腔炎

一般而言，未婚女子不易患内生殖器炎症，但这也不是绝对的。因为致病菌除了可以通过性交、妇科手术进入生殖器外，还可通过其他方式侵犯生殖器。常见有下列几种：

①不良生活习惯：如经期盆浴是常见的诱因。因为月经期抵抗力下降，下身泡在水中，水中的致病菌可经阴道上行进入内生殖器引起炎症。

②不洁的自慰：手指或器械表面都沾有致病菌，甚至可能有淋菌、支原体等性病病原体。当用这些不洁物按摩阴蒂或插入阴道时，有可能将病菌带入生殖道内，引起炎症。

③其他疾病：最常见的是阑尾炎。若阑尾炎就诊延迟，阑尾化脓，炎性渗出物即可流入盆腔，引起输卵管炎。患急性肠炎，肠道内的病菌可经血管、淋巴管传播至生殖器，引起生殖器炎症。肺结核的病菌可经血流进入盆腔，肠结核病菌则可直接侵犯生殖器，引起生殖器结核病。

子宫内膜炎

什么是子宫内膜炎

子宫内膜炎是宫体部子宫内膜的炎症。当炎症发展至严重阶段时可影响子宫肌层，成为子宫肌炎，这是子宫内膜炎的延伸。

子宫内膜炎分急性和慢性两种。导致急性子宫内膜炎的主要原因是流产或产褥感染（产时或产后10天内生殖道受病原体感染），子宫腔内安放避孕器，子宫颈扩张，诊断性刮宫或宫颈电灼、激光、微波等物理治疗。性传播疾病等病原体上行性感染也可引起。此外，子宫内膜息肉、子宫黏膜下肌瘤等也常引起子宫内膜炎。慢性子宫内膜炎的病因基本与上述类同。病变限于子宫颈管内的黏膜及其下组织，子宫颈的阴道部分可以很光滑，仅见子宫颈口有脓性分泌物堵塞，有时黏膜增生，可见子宫颈口发红充血。

急性子宫内膜炎的主要表现为发热、下腹痛、白带增多，有时为血性伴有恶臭，有时子宫略大，子宫有触痛。慢性者表现也基本相同，也可有月经过多、下腹痛及腰腹胀明显等症状。

如何治疗急性子宫内膜炎

治疗主要应用广谱抗生素和甲硝唑，还需要除去发病诱因，如取出宫内避孕器，清除子宫腔残留的胎盘组织、子宫内膜息肉等。有子宫腔积脓者应予扩张宫颈口，促使脓液引流待炎症控制后做诊断刮宫，排除早期子宫内膜癌，以免将早期癌误认为炎症而延误治疗。慢性患者采用上述方法治疗同时也可考虑做理疗，如短波、超短波、离子透入、蜡疗等物理疗法，促进盆腔血液循环，改善组织营养状态，以利炎症吸收和消退。

急性子宫内膜炎患者如何进行性保健

急性子宫内膜炎时切忌性生活，以免引起炎症进一步扩散。因阴道分泌物增多、腹痛、腰痛、坠胀等存在，女人对性兴趣下降。即使炎症被控制，刚恢复性生活也不宜次数过多，以免盆腔充血、抵抗力低下时再次发病。慢性者由于平时腰背痛，性生活又使症状加剧，白带增多，腹痛、腰部坠胀加重，性生活次数不宜过多。因性生活后盆腔充血，促使症状重现或加重。在性生活后上述现象出现者应用抗生素治疗数天，性交后及时将阴道内分泌物及精液等排出体外，或性生活时使用避孕套，以防通过性活动摩擦等促使细菌进一步上行性扩散。为了减少因性生活时盆腔充血状态，防止症状复发，利于控制疾病，性交姿势宜采用女上男下，由女方适当控制体力及性兴奋。

滴虫性阴道炎

什么是滴虫性阴道炎

滴虫性阴道炎是由阴道里的一种叫毛滴虫的微生物引起的。阴道毛滴虫喜欢待在温暖潮湿的环境中，女人的阴道最适合它生存。通常，某些健康女性中阴道内就有阴道毛滴虫，但并不引起阴道的炎症，这是因为阴道内环境暂时不适合滴虫大量繁殖，或是毛滴虫毒力不强所致。但是当阴道内环境发生变化，酸性减弱时，则有利于滴虫大量繁殖，引起滴虫性阴道炎。女性在月经期、妊娠期和产后期最容易发病，因为此时抵抗力差，阴道内酸度减弱，适宜毛滴虫的生长和繁殖。

滴虫可以通过性交直接传染，也可通过公共浴池、游泳池、游泳衣、坐式便池、马桶等间接传染。公共浴池的座椅或公共厕所的坐便器被带虫者的分泌物污染，后来者如果直接坐在座椅或坐便器上就有可能被传染。公共浴池的盆塘，夏天里密度很大又消毒不严的游泳池，借穿他人内裤、租用泳衣等，都可能造成滴虫的传播。另外，家庭成员间互用洗浴盆、医源性交叉感染，也是导致滴虫间接传播的原因。

患滴虫性阴道炎后有哪些表现？最常见的症状是白带增多。急性期时大量的白带有可能湿透内裤，患者因此常常需要使用卫生巾。白带为白色泡沫样，质稀，有特殊的臭味，外阴瘙痒。常伴有外阴烧灼感，性交痛，以及尿频、尿急、尿痛的泌尿道症状。医生检查可见外阴有抓痕，小阴唇、阴道口充血水肿，由于白带较多，常见稀脓样白带自阴道口流出；阴道黏膜充血水肿，有大量的脓性泡沫状白带积聚；宫颈充血。

急性滴虫性阴道炎未经治疗或治疗不彻底，可以转为慢性滴虫性阴道炎。这时的白带会比急性期有所减少，多为灰白色米泔样，仍有臭味。有泌尿道感染时会出现尿频、尿急、尿痛症状。查看局部可见外阴、阴道黏膜色淡红或有轻度充血。

如何治疗滴虫性阴道炎

目前临床上用于治疗滴虫性阴道炎的药物，主要是硝基咪唑类的药物。滴虫性阴道炎患者经常有其他部位的滴虫感染，比如尿道、尿道旁腺、前庭大腺滴虫感染等，所以滴虫阴道炎的治疗是需要全身用药的，即用口服药物进行治疗。

①口服甲硝唑2克，单次口服；或口服替硝唑2克，单次口服。上述两种药服用一种即可，不要重复使用。

②口服甲硝唑400毫克，每日2次，连续服用7天。

需要提醒的是，患者服用甲硝唑24小时内或在服用替硝唑72小时内不要饮酒，否则患者会出现皮肤潮红、呕吐、腹痛、腹泻等不良反应，对治疗和健康都是不利的。

对于那些不能吃药或不适宜全身用药的患者，可以选择阴道局部用药的方法，但治疗效果不如口服用药好。

经过治疗，如果症状已经完全消失，患者就不用随诊了。但是滴虫性阴道炎也是一种容易复发的疾病，一旦再次感染或者月经之后又复发了，患者必须继续治疗，直至症状消失。

如何预防滴虫性阴道炎反复发作

滴虫性阴道炎主要的、直接的传播途径是性接触，间接传播途径是公共浴池、浴盆、浴巾、游泳池、坐便器、衣物、污染的器械等。即使与女性患者有一次无保护性交，约70%的性伴侣也会被传染。通过性接触，男性传染给女性的概率往往更高。由于男性感染滴虫后常常没有任何症状，所以也更容易成为感染源，并且是女性患者病情反复发作的原因之一。

为了避免女性患者反复感染，性伴侣也要同时进行治疗，在治愈前不能有性生活，或不能有无保护的性生活。患者的内裤以及洗涤用的毛巾、衣物等，应煮沸5～10分钟，以消灭病原菌。在疾病治愈前，不要再到公共浴室、游泳场洗浴、游泳，要有最起码的公德意识。

患者吃哪些食物有益于治疗

滴虫性阴道炎患者的饮食宜清淡而富有营养，应该多饮水，多吃新鲜的水果、蔬菜。

①多吃富含B族维生素的食物，如小麦、高粱、芡实、蜂蜜、豆腐、鸡肉、韭菜、牛奶等。

②多吃新鲜的水果和蔬菜。

③多吃具有一定抗菌作用的食物，如大蒜、洋葱、马齿苋、鱼腥草、马兰头等。

滴虫性阴道炎患者应忌食哪些食物

滴虫性阴道炎患者饮食禁忌有：

①忌辛辣食品：辛辣食品多食易生燥热，能助火生炎，加重症状。

②忌海鲜发物：虾、蟹、贝、带鱼等海产品会加重瘙痒，助长湿热，不利于炎症的消退。

③忌甜腻食物：油腻食物如猪油、奶油、牛油等，高糖食物如巧克力、甜点心等，这些食物有助湿增热的作用，会增加白带的分泌量，并影响治疗效果；燥热之品如羊肉等，肥甘厚腻、煎炸辛辣的食品如辣椒、姜、葱、蒜、海鲜、牛肉等，这些食物最好都不要吃。

④忌烟酒：吸烟、饮酒会影响人体的新陈代谢，助长湿热，不利于疾病的治疗和康复。

外阴阴道念珠菌病

什么是外阴阴道念珠菌病

外阴阴道念珠菌病，就是我们通常所说的念珠菌性阴道炎或霉菌性阴道炎，是由念珠菌引起的一种常见的妇科疾病。引起阴道炎的通常是念珠菌中的白色念珠菌。念珠菌是一种真菌，对热的抵抗力不强，一般加热至60℃1小时后就会死亡。但念珠菌有较强的能力对抗干燥、日光、紫外线及化学制剂。

念珠菌性阴道炎的典型症状是外阴瘙痒，瘙痒症状时轻时重，时发时止，瘙痒严重时坐卧不宁，寝食难安，重症患者还有排尿痛、性交痛等症状。白带增多是本病的另一主要症状。白带一般很稠，形状像豆渣样。

10%～20%没有怀孕的女性以及30%的孕妇的阴道中都有念珠菌，但数量极少，不会引起症状。只有当全身及阴道局部免疫力下降时，白色念珠菌才大量繁殖，引发炎症。

近年来外阴阴道念珠菌病呈逐年增长趋势，大约有75%的女性至少得过一次阴道念珠菌病，50%的人经历过一次复发。

容易得外阴阴道念珠菌病的人有：

①妊娠女性。

②糖尿病患者。

③大量应用免疫抑制剂及广谱抗生素的女性。

④服用含高剂量雌激素避孕药的女性。

⑤长期穿紧身化纤内裤及肥胖的女性。

外阴阴道念珠菌病是怎样传播的

外阴阴道念珠菌病的传播途径有内源性的和外源性的两种，主要传播途径是内源性传染，平时寄生于阴道、口腔、肠道的假丝酵母菌一旦条件适宜即可引起感染。少部分患者可通过性交直接传染。极少数患者可能通过接触感染的衣物间接传染。

①患糖尿病后，体内糖代谢紊乱，血糖升高，阴道内酸度增加，念珠菌宜于生长繁殖。

②妊娠期雌激素水平升高，阴道酸度增加，有利于念珠菌生长。

③月经前期阴道pH值降低，有利于念珠菌生长而发病。

④长期使用抗生素，抑制乳酸杆菌的生长，导致菌群失调而发病。

⑤性生活。

⑥在没经严格消毒的盆池、桑拿洗浴中心洗澡感染。

⑦和家中有念珠菌性阴道炎的患者被褥、衣裤混洗及共用洗外阴的盆、毛巾而感染。

为什么外阴阴道念珠菌病总是反复发作

外阴阴道念珠菌病反复发作的原因有以下几方面。

①部分患者经治疗症状得到缓解就停止用药，结果念珠菌仅是受到抑制，并没有被完全杀死，当月经前后阴道的酸碱度发生改变时，念珠菌再次大量繁殖，于是病情复发。

②夫妻双方没有同时治疗。妻子通过性交把病传染给丈夫，使丈夫成为带菌者，如果仅女方治疗而男方不治疗，性生活时妻子就会被丈夫再次感染，使念珠菌在夫妻之间反复传递，从而导致念珠菌性阴道炎的反复发作。

③人体自身就是念珠菌的携带者，如肠道中就有念珠菌，如果平时有不良的卫生习惯，大便后擦拭时总是由肛门向尿道方向擦，就有可能将肠道中的念珠菌带入阴道，造成念珠菌性阴道炎反复发作。

④经常或长期使用抗生素，反复破坏阴道菌群间的制约关系，导致念珠菌生长旺盛。

⑤糖尿病患者没有积极治疗糖尿病。

⑥使用不合格的卫生巾或与别人共用洗浴盆具等。

如何预防念珠菌性阴道炎反复发作

针对复发的高危因素，为防止念珠菌性阴道炎反复发作，应做到：

①正规治疗念珠菌性阴道炎，做到彻底治愈。

②夫妻双方同时治疗。

③养成良好的卫生习惯。

④不滥用抗生素。

⑤糖尿病患者应积极调整血糖。

⑥平时要注意卫生，积极锻炼身体，均衡饮食。

外阴阴道念珠菌病反复发作会发展为癌症吗

念珠菌性阴道炎具有容易反复发作的特点，有些患者担心反复发作会引起所谓的“阴道癌”或“宫颈癌”，这种担心是不必要的。

从病因上看，阴道癌变或宫颈癌变，多由人乳头瘤状病毒感染引起，而外阴阴道念珠菌病是由白色念珠菌引起的，因此，外阴阴道念珠菌病不会发展为癌症。

外阴阴道念珠菌病会影响怀孕吗

得了外阴阴道念珠菌病，患者阴道内的正常环境就被破坏了，炎性细胞可吞噬精子，并使精子活动力减弱，白色念珠菌有凝集精子的作用，患病后女性的性交痛导致其性欲减退，这些因素都会影响妊娠。因此，念珠菌性阴道炎若不能得到及时的治疗，有可能影响女性受孕。所以，患者要及时到正规医院进行治疗。

清洗会阴，越勤越好吗

女性会阴需要清洁，但不是洗得越勤越好，过度的清洁会破坏黏膜表面的保护膜，使其变得干燥不适，乃至瘙痒。其实清洗的次数保持每天1次就可以了，而且在一般情况下不要对阴道内进行冲洗，对阴道内的冲洗会增大妇科炎症的发病率。

清洗会阴最好采用淋浴的方式，用温水冲洗，如果无淋浴条件，可以用盆代替，但要专盆专用。应先洗净双手，然后从前向后清洗外阴，再洗大、小阴唇，最后洗肛门周围及肛门。正常情况下不要进行阴道内冲洗。如果阴道瘙痒，小便时有灼烧的痛感，阴道分泌物异常，阴道中出现肿块，有异味，一定要去医院就诊。

外阴瘙痒可以用热水洗烫缓解吗

外阴瘙痒是外阴阴道念珠菌病的主要症状，但不能过度搔抓、摩擦，用热水洗烫的方法缓解瘙痒更是不可取的，那样会造成皮肤黏膜的损伤和继发感染。如果瘙痒得不能忍受，可以用温水冲洗或浸泡20分钟，注意不是热水是温水，这样也可以缓解瘙痒。还可以每天用2%～4%小苏打液冲洗阴道和清洗外阴1～2次，造成不利于念珠菌生存的碱性环境，从而缓解外阴瘙痒。如果上述方法都无效，就得及时到正规医院进行治疗了。

用高锰酸钾溶液洗外阴对治疗外阴阴道念珠菌病有用吗

念珠菌平时寄生在阴道中，在患者抵抗力降低或长期大量应用广谱抗生素等药物时，念珠菌会趁着菌群紊乱而迅速繁殖，从而让患者得上外阴阴道念珠菌病。如果此时用高锰酸钾溶液进行治疗，非但不能抑制念珠菌繁殖，有时甚至会加重病情，所以这种方法不可取。对外阴阴道念珠菌病有辅助治疗作用的是2%～4%的碳酸氢钠溶液，用这种溶液冲洗外阴及阴道，可以造成不利于念珠菌生存的碱性环境，从而对外阴阴道念珠菌病起到辅助治疗作用。

外阴阴道念珠菌病与日常饮食有关系吗

总体来说，外阴阴道念珠菌病与日常饮食关系不大。但是对于有糖尿病、免疫力低下或者妊娠期的女性，如果过量食用含糖量高的食物，可能会使阴道内的酸性明显增高，从而为白色念珠菌的生长、出芽、黏附提供有利的条件。所以，日常饮食和外阴阴道念珠菌病还是有些关系的。

外阴阴道念珠菌病治愈标准是什么

得了外阴阴道念珠菌病一定要到正规的医疗机构对症治疗。要坚持治疗，定期复查，不要怕麻烦。患者经过药物治疗后，症状会很快改善或消失，但这只是念珠菌暂时受到了抑制，此时患者千万不要就此停药，而应该遵照医嘱，完成治疗疗程（月经期可以暂停用药）。一般在单纯性外阴阴道念珠菌病治疗后7～14天和下一次月经后进行随访，两次分泌物真菌学检查呈阴性，就是治愈了。对于复发性念珠菌病需要在治疗后7～14天、1个月、3个月、6个月各随访一次。

怎样预防外阴阴道念珠菌病

预防外阴阴道念珠菌病有以下措施。

①正常人体就是念珠菌的携带者，与人体共生，只有在一定条件下才可能致病。因此只要消除致病条件，就能达到预防目的。

②锻炼身体，均衡饮食，不过食含糖量高的食品。

③养成良好的卫生习惯：上厕所前也应该洗手；不滥用不洁卫生纸；排便后擦拭外阴时宜从前向后擦；每日清洗外阴，换洗内裤并放在通风处晾干；自己的盆具、毛巾自己专用；内裤与袜子不同盆清洗。

④合理穿衣：不穿化纤内裤，不穿紧身透气差的衣裤；不借穿他人内衣、内裤及泳装。

⑤使用公共厕所时尽量避免坐式马桶；提倡淋浴，不洗盆浴；浴后不直接坐在浴室座椅上；不在消毒不严的泳池内游泳。

⑥不过度讲究卫生：阴道内环境呈弱酸性，又有许多菌群共同存在，菌群间的相互制约作用能抑制某种菌属过度增长，这是人体的一种自然防御系统。过度地清洗阴道，无疑是将阴道的弱酸环境和菌属间的相互制约关系给破坏了，于是白色念珠菌就会大量繁殖，人就会得外阴阴道念珠菌病。

⑦不滥用抗生素：长期大量应用抗生素会破坏阴道细菌间的制约关系，使念珠菌失去抑制过多生长而致病。

⑧积极治疗糖尿病：糖尿病患者平时可用苏打水清洗外阴，提高阴道的pH值，抑制念珠菌生长。

⑨使用药物避孕的女性如果反复发生念珠菌性阴道炎，应停用避孕药，改用其他方法避孕。

细菌性阴道病

什么是细菌性阴道病

有些女性患者突然白带变多，还有一股鱼腥臭味，这股异味很令人尴尬。到医院就诊，经检查，原来是得了细菌性阴道病。那么，细菌性阴道病到底是一种什么病？应该怎么治疗呢？

细菌性阴道病就是我们过去所说的非特异性阴道炎或加德纳尔细菌性阴道病。患者的阴道分泌物含有一种不同于嗜血杆菌的细菌，这种细菌导致的炎症不明显，或者没有炎症改变，因此称为“阴道病”，而不称为“阴道炎”。

细菌性阴道病的主要特征是阴道乳杆菌减少或消失，相关微生物反而增多。该病的相关因素包括盆腔炎、不孕、不育、流产、妇科和产科手术后感染、早产、胎膜早破、新生儿感染和产褥感染等，致病菌包括阴道加德纳尔菌、普雷沃菌属、动弯杆菌、拟杆菌、消化链球菌、阴道阿托普菌和人型支原体等。

女性生殖系统是怎样进行自我防护的

女性生殖系统大体从两个方面进行自我防护。

首先，生理结构具有防御功能。女性外阴部两侧的大阴唇自然合在一起，处于闭合状态，把阴道口、尿道口遮盖住了；女性阴道壁能随着体内雌激素水平的上升而不断增厚，并周期性地脱落，起到自我清洁的作用，这些特点就形成了女性自然的防御功能。

此外，阴道正常菌群保持着协调平衡的状态，也对生殖系统具有保护作用。

乳杆菌有相当好的黏附能力，能在阴道内形成生物膜，阻止致病菌的黏附和侵袭。

阴道各种微生物菌群之间是相互制约、相互作用、相互依赖的，它们共处于阴道的微生态环境中，保持着协调平衡的状态。在正常情况下，乳杆菌与其他微生物一起存在于阴道，处于微生态平衡状态，保护着女性生殖系统的健康。

细菌性阴道病需要治疗吗

以下3种人需要治疗细菌性阴道病。

①有症状的患者。

②准备做妇科和产科手术的患者。

③无症状的孕妇。

治疗的目的是减轻阴道感染症状，减少流产或子宫切除术后感染并发症风险。此外，还有其他益处，比如减少其他感染以及降低性传播疾病的风险。

如何治疗细菌性阴道病

细菌性阴道病的治疗，大体有以下几种情况。

①非孕患者治疗：

首选方案：甲硝唑400毫克，口服，每日2次，共7天；或甲硝唑阴道栓(片)200毫克，每日1次，共5～7天；或2％克林霉素膏5克，阴道上药，每晚1次，共7天。

替换方案：克林霉素300毫克，口服，每日2次，共7天。

此外，可选用恢复阴道正常菌群的制剂。

②妊娠期患者治疗：细菌性阴道病有可能导致胎膜早破、早产、羊膜腔感染和产后子宫内膜炎。妊娠期细菌性阴道病的治疗可选择甲硝唑（美国FDA

认证的B级药物，需患者知情选择）400毫克，口服，每日2次，共7天；或者克林霉素300毫克，口服，每日2次，共7天。

③哺乳期患者治疗：选择局部用药，甲硝唑阴道栓(片)200毫克，每日1次，共5～7天；或2%克林霉素膏5克，阴道上药，每晚1次，共7天。尽量避免全身用药。

④随访：治疗后没有症状不用随访，但复发时应随诊，孕妇要随访治疗效果。

需要特别提醒的是，患者服用甲硝唑24小时内或在服用替硝唑72小时内不能饮酒，否则会出现皮肤潮红、呕吐、腹痛、腹泻等症状。

治疗期间避免性接触。阴道冲洗可能会增加细菌性阴道病复发风险，所以不建议阴道冲洗。保持外阴清洁。饮食宜清淡，忌辛辣油腻。

如何降低患细菌性阴道病的风险

育龄期女性的阴道是一个和谐的微生态系统，乳杆菌属于阴道内的优势菌群，但一些个人卫生习惯会破坏阴道微生态的平衡，应该改掉。

①非经期使用卫生护垫：这个习惯使会阴局部透气性差，湿度、温度及pH值升高，使阴道的菌群发生改变，从而增加细菌性阴道病的发生率。

②经常阴道冲洗：这个习惯破坏了阴道的内环境，使阴道的酸度减低，不仅抑制了阴道乳杆菌属的生长，而且为致病菌的繁殖提供了条件，是最不可取的卫生习惯。有研究证明，长期阴道冲洗的女性，会增加得细菌性阴道病的机会。

③经期使用卫生棉条：经期是人体免疫力较低的时期，如果棉条消毒不严格，再加上阴道pH值升高，细菌就会乘虚而入造成炎症的发生。

总之，个人卫生习惯与细菌性阴道病的发生有直接的关系，改掉各种不良或者“讲究”的卫生习惯会降低患病的风险。

幼女阴道炎

幼女为何患阴道炎

幼女阴道炎多见于穿开裆裤的小女孩，发病原因是女孩在玩耍时坐在地上或在地上爬着玩儿，或手指直接捅进阴道，甚至放置异物，致使外阴、阴道受污染，诱发阴道炎。还有一种原因就是母亲患滴虫、霉菌性阴道炎感染幼女所致。

幼女阴道炎主要症状表现为外阴红肿，阴道内流水样分泌物，阴道灼痛或奇痛难忍。患儿会因外阴瘙痒疼痛而坐卧不安、哭闹不停，并不时搔抓外阴。检查可见：外阴红肿，皮肤可有抓破处，尿道口及阴道口黏膜充血、水肿，小阴唇可见粘连，有脓样分泌物自阴道口流出。出现上述症状后应到医院就诊，诊断可取阴道分泌物检查，或做分泌物培养，找出病原体，有时可查出阴道异物。

幼女阴道炎的治疗与预防

治疗选用敏感的抗生素口服或将抗生素滴入阴道内。如有异物应尽早取出；可采用稀释高锰酸钾溶液或0.5%～1%的乳酸溶液进行外阴、阴道冲洗；小剂量、短时间应用己烯雌酚0.1毫克，口服，每晚1次，共服7～14日，注意己烯雌酚用量不能过多，以免引起子宫内膜增生，停药后发生子宫出血。如有阴唇粘连，可让医生处理。

若阴道炎系母亲引起，应对母亲进行治疗，并防止生活中感染，衣物、盆具、毛巾等分开使用，不要用手接触女儿外阴等。

幼女阴道炎若不及时治疗，患儿的两侧小阴唇可相互粘连，掩盖阴道口、尿道口，而在粘连的上方或下方留有一小孔，尿液由此排出。如果阴道炎长期存在，还能造成患儿阴道粘连、阴道闭锁，影响日后的月经流出。

幼女阴道炎是可以预防的，做母亲的要注意保持女儿外阴清洁、干燥、减少摩擦；不要给女儿穿开裆裤，改穿宽松易脱的闭裆裤，同时教育女儿讲究卫生，勿用手或异物触摸阴道，每晚给女儿清洗会阴。

老年性阴道炎

老年性阴道炎有哪些表现

女性绝经后卵巢功能下降，分泌的雌激素降低，阴道黏膜的抗病力下降，阴道内的pH值上升，当有细菌感染时，很容易发生老年性阴道炎。而对于有阴道创伤或子宫内膜炎、盆腔炎的老年女性来说，就更容易发生。

老年性阴道炎主要表现为外阴灼热，痒痛不适，白带增加，呈淡黄色，质稀，严重者可有血样脓性白带。炎症涉及泌尿器官时可有尿频、尿痛或小便失禁等症。妇科检查时见外阴萎缩，双小阴唇内侧面可有充血；阴道黏膜变薄，皱襞消失，充血并有散在的小的出血点，或可见表浅的溃疡。如果阴道炎症久治不愈，有可能引起阴道粘连，重者引起阴道闭锁，炎性分泌物不能排出，又会发生阴道积脓或宫腔积脓。同样，溃疡面如果与对侧粘连，也可以引起阴道粘连等上述病症。

老年性阴道炎的治疗与预防

老年性阴道炎的治疗应该从改善阴道环境、增强阴道黏膜的抵抗力和抑制细菌生长三方面入手。

目前临床上常用的药物有三种，一是含有雌激素和抗生素的阴道栓剂可宝净（氯喹那多/普罗雌烯）；二是含有雌激素成分的更宝酚（普罗雌烯），上述阴道栓剂均可每日使用1次，症状缓解后应逐渐减量；三是倍美力或欧维婷外用软膏。上述药物均应在医生的指导下使用，用药前除了做常规的妇科检查外，还应做宫颈防癌检查（宫颈涂片检查）、B超检查等，以排除子宫肌瘤、宫颈癌、子宫内膜癌以及乳腺癌等情况。

发生老年性阴道炎时不要因外阴瘙痒即用热水烫洗外阴，虽然这样做能暂时缓解外阴瘙痒，但会使外阴皮肤干燥粗糙，不久瘙痒会更明显。也不要为了“消毒杀菌”就使用肥皂或各种药液清洗外阴。因为老年女性的外阴皮肤一般干燥、萎缩，经常使用肥皂等刺激性强的清洁用品清洗外阴，会加重皮肤干燥，引起瘙痒，损伤外阴皮肤。清洗外阴时应用温开水，里面可以加少许食盐或食醋。勤换洗内裤。

绝经前后外阴出现不适时不要乱用药物，尤其不要乱用治疗霉菌或滴虫的药物，更不要把外阴阴道炎当作外阴湿疹而乱用激素药膏，这样会适得其反。

由于中年以后女性阴道黏膜变薄，阴道内弹性组织减少，因此过性生活时有可能损伤阴道黏膜及黏膜内血管，使细菌乘机侵入。可以在性生活前将阴道口涂少量人体润滑剂，以润滑阴道，减少摩擦和损伤。

①女性期望寿命已达74岁，几乎1/3的人生旅途是在绝经后度过的，保持良好的心态，和亲人、邻居、朋友平和相处，是健康长寿的重要因素。

②女性绝经后，适量补充雌激素，对防治本病具有良好的作用，但应在妇科医生的指导下，经过全面体检和生殖系统检查后，少量服用或阴道局部使用。

③患病期间，可请医生协助诊治，做阴道分泌物镜检，必要时做细菌培养和药物敏感试验，有针对性地进行治疗，一般辅以1%的乳酸或0.1%～0.5%的醋酸清洁阴道，增加阴道酸度，抑制细菌生长。

④甲硝唑栓放入阴道，每晚1枚，7～10天为1个疗程。不得随意放置有刺激性的药物，以免加重病情。

⑤平时注意外阴清洁，避免阴道冲洗，防止上行感染。穿着全棉内衣、内裤，勤洗勤换，多晾晒。

⑥绝经后虽然能有比较满意的性生活，但不可过频，以免阴道壁创伤，发生炎症。一旦罹患老年性阴道炎或其他妇科疾病时，治疗期间应避免性生活。必要时配偶同时检查、治疗。

第四章

性传播疾病的预防

什么是性传播疾病

性传播疾病的种类

性病即性传播疾病，是以性接触为主要传播方式的传染病。性传播疾病包括哪些疾病？目前被世界卫生组织列入性传播疾病的病种很广，包括阴道滴虫病、阴虱病、生殖器念珠菌病、细菌性阴道炎、乙型肝炎、疥疮、传染性软疣、股癣等20余种疾病。我国只将梅毒、淋病、非淋菌性尿道炎、尖锐湿疣、生殖器疱疹、软下疳、艾滋病和性病性淋巴肉芽肿8种疾病列入国家性传播疾病监测范围。而对其他如阴道滴虫病、阴虱病、霉菌性阴道炎、细菌性阴道病、乙型肝炎等病种，未列入性传播疾病的范围。1999年，世界卫生组织建议将性传播疾病改为性传播感染。

性传播疾病的感染途径

性传播疾病，顾名思义，是与性接触有关的疾病，如健康人与患有性传播疾病的人发生性行为或生殖器、肛门、口腔等密切频繁的接触都会引起这种传染。

但性传播疾病还有另外的传染方式，即没有通过性接触也会被传染疾病，就是说健康人未与性传播疾病患者有性接触，但与患者在生活中密切接触，或使用性传播疾病患者感染过的、未严格消毒的物品，像性传播疾病患者用过的浴巾、内裤、手术器械、注射针头，输入性传播疾病病人的血液等，都会导致性传播疾病的传播。

还有人会问，游泳能传染性传播疾病吗？一般来说，游泳是不会传染性传播疾病的，但如果坐在性传播疾病病人坐过的凳子上，是有可能传染的。一样的道理，夏天在公共汽车上，如果坐在性传播疾病病人坐过的座位上，也同样有可能感染性传播疾病。

还有一种非性接触传染就是经胎盘产道感染，如梅毒通过胎盘可以传染给胎儿，使胎儿出现先天性梅毒，新生儿也会通过产道被传染上淋病，出现淋病脑炎。

通过性行为传染性传播疾病在患者中占大多数，约为95%，只有一小部分是通过上述非性交而间接感染的，但在生活中加以预防是非常有必要的。婚外性生活、性乱交或嫖娼卖淫，很容易被感染，应该杜绝。另外，在性生活中应注意清洁卫生，同房前应先洗浴，如果无条件洗澡也要清洗生殖器局部，使用带有消毒作用的洗浴液更有助于防病。如果发现对方已有性传播疾病应暂时分居，马上开始治疗，待治愈后方可恢复同房，同房时必须使用安全套。内衣、内裤、洗漱用具、卧具等要专人专用，外出旅游时要洗淋浴，避免盆浴。同时注意不要与染病者密切接触，如哺乳、接吻等。杜绝共用注射器、输液器、检查器械等。看牙病要到正规医疗机构，以防牙科共用器械传染性传播疾病。

怎样知道自己是否得了性传播疾病

许多人在出现了生殖器不适时，或有了不洁性生活后，常常担心自己是否得了性传播疾病。那么，如何确认自己是否患有性传播疾病？你若有这样的疑虑，可以从以下3个方面去判断。

1. 你是否有性传播疾病的主要症状

患了性传播疾病大都有泌尿、生殖器官的表现，所以应该认真观察自己有无下列改变。

淋病和非淋球菌性尿道炎表现为泌尿生殖系统的炎性改变，无论男女病人都会有小便时尿道疼痛、烧灼感、尿道口有或稀或稠的脓性分泌物，淋病引起女性生殖系统炎症时，还有脓性白带、腰痛和下腹痛等。

尖锐湿疣可在生殖器上出现单个或小而散在的赘生物，疣体表面凹凸不平、粗糙，大小不等，菜花状，合并细菌感染时可形成糜烂，有恶臭味，有的糜烂面触之易出血。

生殖器疱疹初期，生殖器会有不同程度的烧灼感，继而出现红斑或丘疹，紧接着发生簇集形小水疱，可有烧灼、疼痛、刺麻感，但多不化脓。重者可伴发全身不适，如发热、头痛、乏力或双侧腹股沟淋巴结肿大等。

梅毒开始时在外阴部出现一暗红色斑丘疹，继之丘疹表面糜烂，形成浅表的溃疡。这种溃疡质硬，因此称硬下疳，又叫初疮。溃疡的基底部清洁无脓液，可有少量浆液性渗出。常伴有腹股沟淋巴结的无痛性肿大，坚硬，且不痛。

软下疳初发为外生殖器部位的炎性小丘疹。24～48小时后，迅速形成脓疱，3～5天后脓疱破溃后形成溃疡，边界清楚，疼痛明显，触之柔软。

艾滋病病毒感染者在潜伏期没有任何自觉症状，但也有一部分人在感染早期可以出现发热、头晕、无力、咽痛、关节疼痛、皮疹、全身浅表淋巴结肿大等类似“感冒”的症状，有些人还可发生腹泻，皮肤和黏膜出现弥漫性丘疹、带状疱疹、口腔和咽部黏膜炎症及溃烂。

由于现代生活中性交方式的多样性，性传播疾病的症状也扩大到口腔、肛门、乳房等有性接触的部位。此外，位于生殖器附近的腹股沟淋巴结常有红肿、疼痛等反应。

需要指出的是，60%以上的女性得了性传播疾病常无明显症状，由于女人的生殖器在腹腔，当它有异常情况时，自己看不到；而这些部位又不那么敏感，一般不会感觉到疼痛，所以有病发现不了，常常延误治疗。以淋病为例，男人得了淋病后，症状很明显，尿道口可以出现大量黄色脓性分泌物；而女性得了淋病后，一半的病人可以不出现任何症状，有的虽有白带增多、色黄等现象，但这些症状是许多妇科疾病都有的，患者不一定想到这是性传播疾病。再有像生殖器疱疹，发生在男性外生殖器部位的疼痛性水疱易被患者察觉，而女性的生殖器疱疹可发生在宫颈黏膜，自己看不到，又没有感觉，仅仅表现为有黏液脓性分泌物流出，常常被忽视。很多梅毒的病症处于潜伏状态，患者自己全然不知，常在分娩时传给胎儿后才查出母亲患了性传播疾病；许多感染艾滋病的病人在几年的潜伏期中也无任何症状，但他（她）同样可以传染他人。所以是否得了性传播疾病不能仅凭症状来确定。

2. 你是否有性传播疾病接触史

这是判断性病的重要依据。性传播疾病接触史指有婚外性生活，如卖淫女、暗娼，有多个性伴侣等，都会增加患性传播疾病的可能性。

此外，如果与性传播疾病患者有间接接触，如共用浴巾、被褥、马桶、内衣、内裤等，也可能被传染。

3. 你是否到医院做过检查

有不洁的性生活史，加之生殖器出现异常病变，只能说明你存在患性传播疾病的可能性，到正规医院让医生做检查，并做血液和分泌物检查，才能最终确诊。

女性得了性传播疾病后，临床检查较男性困难，男性生殖器外露，直接检查即可。而对女性则需要借助扩阴器做内检，才能观察到阴道和宫颈的病变。发生在阴道或宫颈的尖锐湿疣，如果病变小或部位隐匿，很容易漏诊。如用涂片检查诊断女性淋病，有一半的患者会漏诊，必须做分泌物细菌培养才行，而这样的检查在某些医疗机构往往因不具备条件而放弃，最终造成误诊。

许多人怀疑自己有性传播疾病时，不敢去正规医院就诊，其实这是完全没有必要的。首先，医院很少有性传播疾病科室的挂牌，你只需到皮肤科或妇科就诊，并没有人知道你是性传播疾病患者。其次，正规的诊断和治疗有利于疾病的治疗与身体恢复，同时免去不必要的花费，最重要的是在正规医院就诊你能得到准确的诊断和正确的治疗，能尽快痊愈，而且非常安全。在非正规医疗机构就诊，由于其不具备应有的化验设备，难以做出准确的诊断。更可悲的是，有些人患的不是性传播疾病也被当作性传播疾病治疗，花费了大量的钱和时间，有些诊所不做皮试就注射青霉素，致使病人丢掉性命。

性传播疾病中有一部分只要及时正规治疗是可以彻底治愈的，如淋病、梅毒、非淋菌性尿道炎等。但是如果患者不及时到医院去接受有规则的抗生素治疗，而是自己不规则用药，或者找没有行医资格的人去医治，就会因不能彻底治愈而耽误病情，转变成慢性过程，严重损害健康，甚至造成死亡。

所以当怀疑自己患了性传播疾病时要到正规医疗机构就医。如果对自己是否患上了性传播疾病拿不准，可以拨打当地性病防治机构的咨询电话，互联网上也有大量的这类信息可以查询。

性传播疾病为何久治不愈

一些人患性传播疾病后常反复发作，长时间治疗而不能痊愈，这是为什么呢？这其中有几个原因。

①讳疾忌医：很多人患了性传播疾病后怕亲朋好友或熟人知道，他们不敢去正规的医院就医，而是听信小广告里的游医宣传，去找那些没有诊治性病设备和条件的私人诊所，打一针或吃些连名字也不知道的药物。其实他们不知道自己花了很多钱用的只是一些极为常见的、不敏感的抗生素，用药后虽然病症减轻了许多，但由于得不到正规的检查，无法确认疾病是否被治愈，而不能长期和足量地用药，会使病情反反复复发作，导致病情迁延不愈。性传播疾病得不到及时正规的治疗会引起许多后遗症，如妇科炎症、不孕等。

②未中断不洁性生活：患了性传播疾病后不会产生终身免疫力。若再次感染仍可发病，如果治疗期间未中断不洁性生活，或病愈后仍过不洁性生活，就可能发生第二次、第三次或更多次的感染，往往病情一次比一次严重，治疗更为棘手。

③性伙伴未治疗：性传播疾病患者必须同时带自己的配偶或性伴侣到医院接受检查。这是因为一个人感染了性病后并不是马上发作，而是有一定的潜伏期，不同的性传播疾病潜伏期也不一样，短则几天，长至几年。在潜伏期，患者可以没有任何临床表现，很多性传播疾病患者在病情发作之前很可能已经把性传播疾病传给了配偶或性伴侣，而他们又没有任何症状，在治疗期间若继续与对方过性生活，很可能再次感染，致使性传播疾病久治不愈。

④未予联合用药：性传播疾病患者同时感染几种性传播疾病的情况很多见，女性患者极易合并念珠菌性阴道炎，如在治疗性病的同时不采取抗真菌药物治疗，病情往往不能完全控制。所以到正规的专科医院找有经验的医生治疗是非常明智的选择。

⑤感染了耐药菌株：目前尚无一种抗生素能完全治愈不同人的相同性传播疾病。有些病人使用大观霉素治疗淋病有特效，而有些病人用后却无任何反应，这是因为这些患者感染了具有耐药性的菌株。因此，如果使用抗生素长期治疗无效应到有条件的医院做细菌培养加药敏试验，以选择敏感的药物进行治疗，使疾病尽早治愈。

性传播疾病对胎儿有何影响

如果在患性传播疾病期间怀孕了，或者怀孕后发现有性传播疾病，最让人担心的是胎儿是否受影响。那么，性传播疾病患者怀孕后应该怎么办呢?

①梅毒：梅毒可以传给胎儿导致先天性梅毒，但并不是所有的梅毒孕妇生下的胎儿都会患先天性梅毒。梅毒通常在怀孕4～5个月之后，才会通过胎盘传给胎儿，所以怀孕刚开始的四五个月之内，不必担心会传给胎儿。后期只要一发现就马上治疗（治疗妈妈同时治疗胎儿），这样就不会生出先天性梅毒儿。

随着病程的延长，母亲传染胎儿的概率逐渐减小。病程超过5年后就有可能生出健康的新生儿；超过10年时，胎儿被感染的机会已经极少。

还有另一种情况，即母亲并未患梅毒，却生出先天性梅毒儿，这是因为患儿父亲的精子中带有梅毒螺旋体，精子在与卵子结合产生新生命的同时，也将梅毒病遗传给了下一代。

胎儿分娩时，也可以经产道而传染上梅毒，但这不属于胎传梅毒。

梅毒患者患病期间不宜怀孕。如果患者发现怀孕了，要尽早治疗。是否保留胎儿，医生会根据孕妇的意愿行事。

②尖锐湿疣：人乳头状瘤病毒可通过分娩过程传染给新生儿，使之发生

喉头疣及引起喉部乳头状瘤。即使母体感染后无临床症状，病毒也可以通过血液或胎盘传播给胎儿，所以患有此病的孕妇足月妊娠时，以做剖宫产术为妥。

③非淋菌性尿道炎：母亲感染非淋菌性尿道炎，可以通过生殖道在分娩时引起新生儿感染，所以在妊娠期间要积极治疗。

④淋病：在自然流产的孕妇中，淋病导致的流产约占32%。妊娠中、晚期感染淋病后，易发展成播散性淋菌感染，引起羊膜腔内感染、羊膜早破、早产等并发症，病情严重的可发生产褥感染、产后败血症，危及母子的生命。如果妊娠期患淋病不进行彻底治疗，在分娩过程中，产道中的淋菌便会侵犯新生儿，常见的是新生儿淋菌性结膜炎，一般出生4天双眼出现症状，治疗不及时，极易导致角膜溃疡而失明。

孕妇感染淋病，治疗时首选青霉素类抗生素，对青霉素过敏或耐药者，可用头孢霉素类药物（如大观霉素）。只要用药及时、足量、彻底，治愈率可达100%，一般不影响胎儿。一旦尚未治愈就面临分娩，胎儿在经过产道时和产后都要适当处理，以免对胎儿造成危害。

需要提醒注意的是：对孕妇淋病治疗的同时，也要对有淋病的性伴侣进行彻底治疗，以防再次感染；不要找江湖游医滥用药物，以免危害胎儿。

有人说如果妊娠早期发现淋病，做流产把胎儿“流”掉不是就安全了吗？这种做法不可取，为什么呢？这是因为在淋病或“非淋”未治愈时，人工流产作为一种手术，必然会导致子宫内的创伤，这就很可能使淋菌侵入子宫腔，进而造成盆腔感染，其后果不仅使炎症扩散，还会造成输卵管不通，引起不孕。所以患有淋病和“非淋”的孕妇不宜接受人流手术。如果不想要孩子需施行流产术，一定要先治愈才行。

⑤生殖器单纯疱疹：孕妇在妊娠的早期，特别是头3个月内染上生殖器单纯疱疹，有可能导致胎儿发育异常、流产、早产或胎死腹中。即使胎儿勉强存活到出生，也难免发生全身大面积的皮肤黏膜疱疹，还可有肝脏肿大、癫痫发作等现象同时发生。这种情况医学上称为“先天性单纯疱疹病毒感染”。患生殖器单纯疱疹的孕妇还可使胎儿出生时发生Ⅱ型单纯疱疹病毒产道感染。受感染的新生儿大多在1日后出现哭闹不安、不吃奶，并在口腔、皮肤及眼睛等部

位出现疱疹，症状严重者还可发生病毒血液播散和病毒性脑炎。大约有60%的患儿因此而死亡。幸存的患儿大多数都会发生痴呆和愚型、智力障碍或先天性脑瘫等后遗症。

所以，妊娠3个月以内感染了生殖器部位的单纯疱疹，可以做流产；妊娠末期感染了单纯疱疹，应做剖宫产。

⑥艾滋病：艾滋病可造成母婴传播。母亲是艾滋病患者或感染者，可通过血液或母乳将艾滋病病毒传播给胎儿或新生儿。已感染艾滋病病毒的女性生育的孩子有1/3可能会从母体感染艾滋病病毒。大部分带有艾滋病病毒的孩子会在3岁以前死亡。

目前，对艾滋病虽然可以控制感染，延缓发病，但尚无法治愈，所以建议女性在患病期间最好不要怀孕。如果怀孕后发现感染了HIV，该如何预防艾滋病病毒由母亲传播到胎儿？

阻断HIV母婴垂直传播的有效措施为：产科干预+抗病毒药物干预+人工喂养。应用此综合措施，可使母婴垂直传播率降低为1%～2%。

①终止妊娠：多数情况下是不需要终止妊娠的，必要时应该到医院的妇产科咨询。对妊娠小于12周或妊娠大健康状况欠佳的女性，特别是艾滋病的急性患者，建议终止妊娠，因为人工流产手术越早就越简单、越安全。因此，需要做人工流产的孕妇，应尽量争取在妊娠10周以内做手术，以减轻流产者的痛苦。

②行为干预：如果继续妊娠，应避免或减少无保护性性行为，避免多性伴性行为。

③改变生活方式：禁止吸毒和吸烟，合理营养，加强锻炼。

④临床治疗：孕期进行抗病毒治疗，分娩和新生儿产后3天内分别应用抗HIV药物，可明显降低HIV传播率，但其费用昂贵。最近有研究，给产妇和婴儿用维乐命，全程费用不到4美元，这对广大发展中国家来说无疑是一大福音。分娩前用氯己定等进行产道清洗；应用选择性剖宫产手术、缩短产程等都可以降低母婴传播。

⑤改变喂养方式：人工喂养是最安全的喂养方式。

哪些性传播疾病影响生育

影响女性生育能力的性传播疾病主要有淋病、梅毒和非淋菌性尿道炎。

未经过治疗的女性淋病和非淋菌性尿道炎，可扩散感染至子宫、输卵管和盆腔，引起这些部位的炎症而导致不孕症或宫外孕，尤以淋病引起的不孕症或宫外孕更为多见。由于输卵管黏膜对淋球菌高度敏感，因而患淋病时常侵犯输卵管，发生炎症、粘连和阻塞而造成不孕，若反复发作，则使不孕症和宫外孕的可能性增加。

早期梅毒妇女的不孕率达到40%，即使怀孕了，也很容易流产、早产或死胎。一般认为，在妊娠18周以前，胎儿不发生梅毒感染，但随着妊娠月份的增加，胎儿感染的比例不断增高，到8个月时达高峰，随着胎儿与感染母体接触时间的增加，感染的可能性也会增高。

因此，患性传播疾病的孕妇或准备要孩子的性传播疾病女性患者应向医生咨询。例如患梅毒的女性应在正规治疗后随访2～3年，彻底治愈后方可要孩子。

大多数性传播疾病只要做到早期诊断、早期治疗，一般都能达到痊愈，不会影响生育。

淋　病

什么是淋病

由淋病奈瑟球菌引起的泌尿生殖系统的化脓性感染就是淋病，是常见的性传播疾病之一。感染淋球菌后，多数患者表现为尿道炎和宫颈炎，传播途径是性接触或与患者共用物品，或新生儿的母亲有淋病史等。淋病潜伏期1～10天，一般3～5天。

淋病有哪些症状

淋病是目前世界上发病率最高的性传播疾病，其致病菌是淋球菌，又称淋病双球菌。它在潮湿、温度35℃～36℃的条件下适宜生长，在完全干燥的环境中只能存活1～2小时，在常用消毒剂或肥皂液中数分钟就能使其灭活。病菌主要通过性接触传播，通过一次性交，女性患者传染给男性的机会是20%，男性患者传染给女性的机会则高达90%以上。一般在不洁性交或接触了淋病患者不洁的内裤、被褥、毛巾、寝具等2～10天内发病。孕妇若患有淋病，分娩时胎儿经过产道可能被传染而发生淋菌性结膜炎。

淋病的女性患者大多症状不明显，甚至病变严重时才被发现。临床常表现为脓性白带，外阴刺痒和烧灼感。还会伴有泌尿系症状，若为淋菌性尿道炎、尿道旁腺炎，可出现尿道充血、尿频、尿急、尿痛，挤压尿道旁腺有脓性分泌物；若为淋菌性前庭大腺炎，前庭大腺出现红肿热痛，患者活动困难，触及腺体疼痛，可有全身症状，如高热、寒战、头痛、恶心及呕吐等。

急性淋病治疗不彻底，或身体虚弱可转成慢性。慢性淋病临床上一般症状较轻，患者常有下腹坠胀、腰酸背痛、白带较多、月经量增多。

女性淋病可合并盆腔炎、子宫内膜炎、输卵管炎等，由于炎症反复发作，输卵管瘢痕狭窄，可造成继发不孕症。

与淋病患者口交者，可合并急性咽炎、急性扁桃腺炎；月经期的妇女感染淋病，淋菌通过血行而散播至全身，患者可出现高热、寒战、皮肤上有散在的小脓包、关节炎、心内膜炎、腱鞘炎及脑膜炎等症状，称全身播散性淋病。

你怎么知道性伙伴是否得了淋病？急性男性淋病最初主要表现为尿道炎症状，尿道口红肿、发痒、疼痛、尿频、尿急、尿痛、排尿困难、总有尿不尽之意；尿道分泌物最初为稀薄黏液，1～2天后为黏稠黄色的脓液，由于脓液的刺激，尿道口外翻，龟头红肿，行动不便，走路呈躬腰状；有的患者可有发热乏力、纳差等全身症状。

急性期未经治疗或治疗不当，或酗酒、性生活过度伴贫血、结核等体质较差者，大部分患者可转为慢性。转为慢性后可发生后尿道炎，症状多不如急性期明显，主要表现为尿道刺激症状，如尿频、尿痛、尿意窘迫，阴部坠胀感，酸痛不适等。男性淋病可合并前列腺炎、精囊炎、附睾炎、尿道球腺炎等，由于炎症反复发作，使尿道瘢痕狭窄，部分患者发生输精管狭窄，可造成继发性不育症等。

当你出现尿路痒痛、分泌物多的时候，如何区分是一般炎症还是得了淋病呢？这需要做实验室检查来证实。将阴道、尿道分泌物或脓液涂片镜检，涂片做革兰染色，如发现有革兰阴性染色的双球菌，结合临床可以确诊，但阴性并不能排除淋病的诊断，对女性患者，涂片检出的阳性率仅为50%～60%。所以对女性患者，分泌物涂片诊断就不够了，也很难用于判断治疗结果，这时一定要进行淋球菌的分离培养。这种方法特异性高，但方法较为复杂，对实验室的要求也较高，所以要到正规医院去做诊断，在环境污浊、杂物横放的无照行医者那里是不能做出正确的培养结果来的。淋球菌培养对症状很轻或无症状的女性和男性都是敏感的，因此，它是目前世界卫生组织推荐的检查淋病病人的主要方法。

还有一种检查为聚合酶链反应（PCR），是采用分子生物学技术而建立的一种新的检测方法，具有敏感度高、特异性强、检测速度较快的优点。

如何治疗淋病

得了淋病后，若疏忽治疗或治疗不当，可引起泌尿生殖器慢性炎症，继而可导致不育或不孕。所以一旦发现得了淋病，一定要积极治疗。目前治疗可采取以下措施。

①非耐药菌株所致淋病的治疗：普鲁卡因青霉素G，480万单位，一次性肌注，或口服先锋类抗生素。若对青霉素过敏者，可用阿奇霉素口服，首次1.0克，以后每次0.5克即可。

②耐药菌株所致淋病的治疗：头孢曲松250毫克，一次性肌注，或大观霉素2.0克，一次性肌注。

③慢性淋病的治疗：慢性淋病常伴有后尿道炎及前列腺炎，其治疗药物浓度应较高，而且需维持高浓度的治疗时间。若合并其他并发症，需对症治疗，同时可配合清热解毒、活血化瘀的中药治疗。

以上方法是告诉你淋病的一般治疗原则，绝不可以自己去购药治疗。因为性传播疾病的治疗必须遵循医嘱，在医生指导下按时、足量用药，并做必要的化验检查，才能知道是否已经治愈。

在治疗期间，应注意休息，生活有规律，避免过劳，禁烟酒，饮食上忌浓茶及咖啡等刺激性食品，注意个人卫生，尤其是对污染的内裤要及时消毒清洗。治疗期间禁止性生活，患者在30天内接触过的性伴侣应做淋球菌检查。

有些女性的淋病经过治疗后，多次查淋球菌阴性，霉菌、支原体、衣原体等阴性，但始终觉得尿路有症状：尿频、尿急、膀胱周围疼痛，尿检有白细胞，妇科方面有轻微宫颈柱状上皮异位、月经量多、周期长。为什么会出现这种情况呢？原因可能有两点：一是检查不准，淋病检查一般采用涂片法，但对于女性患者来说，宫颈分泌物涂片中杂菌较多，故涂片法的敏感性和特异性差。尤其是对于某些治疗不正规的女性患者，分泌物涂片很难用于判断治疗结果，这时一定要进行淋球菌的分离培养。因此世界卫生组织不主张用涂片法检查女病人，而是推荐使用培养法。二是可能合并前庭大腺炎、盆腔炎、子宫内膜炎、输卵管炎等，由于患病时抵抗力下降，生殖器内原有的少量细菌有机会大量繁殖，所以此时会出现生殖器官炎症。若为淋菌性尿道炎、尿道旁腺炎，性交后2～4天出现尿道充血、尿频、尿急、尿痛，挤压尿道旁腺有脓性分泌物；若为淋菌性前庭大腺炎，前庭大腺会出现红肿热痛，患者活动困难，触及腺体疼痛，可有全身症状。若合并盆腔炎、宫颈炎，还会有白带过多，腰酸，小腹下坠，性交痛、发热等。这时要积极治疗并发症，才有可能完全治愈淋病。

生殖器疱疹

怎样确诊生殖器疱疹

生殖器疱疹是由单纯性疱疹病毒引起的。单纯性疱疹病毒离开人体不能长期存活，必须依靠人体的直接接触传播。病毒经皮肤、黏膜破损处进入人体内，在伤口附近生长繁殖，然后经过血液循环或神经传播和扩散。此病易侵犯15～30岁性活跃期的青年人，两性关系混乱者发病率最高。除有症状的患者外，有些带毒者可无症状，但也可以传染给别人。阴茎避孕套可减少本病的传播。

生殖器疱疹的特点是反复发作，复发率可达60%，发作部位往往固定。如果感染发生在妊娠期间，还可感染胎儿，造成早产、死产及胎传性疾病。而且Ⅱ型病毒与宫颈癌的发病有关，使宫颈癌发病率增加5倍，所以对本病绝对不要掉以轻心。

生殖器疱疹的潜伏期为4～7天，也就是说在感染后4～7天发病。发病前后有发热、头痛和全身不适，在骶椎部位出现感觉异常。原发感染消退后，病毒潜居体内，当身体出现疾病或抵抗力下降时，它们就会引起发病，如劳累、感染、发热、情绪激动、月经或创伤，均能使处于休眠状态的病毒激活而再度发病。

此病的生殖器官症状为，发病初期生殖器有不同程度的烧灼感，继而出现红斑或丘疹，紧接着发生簇集形小水疱，由清澈逐渐变混浊或脓样，破溃后形成浅表性溃疡，分泌物较多，可有烧灼、疼痛、刺麻感，但多不化脓。若累及尿道口可出现排尿困难等症。女性可发于外阴、大小阴唇、阴蒂、阴阜、宫颈、阴道；男性好发于阻茎体、龟头、冠状沟、包皮等处。同性恋者尚可在肛门和直肠发病。重者可伴发全身不适，如发热、头痛、乏力或双侧腹股沟淋巴结肿大等。

若有上述症状及不洁性交史，经实验室检查单纯性疱疹Ⅱ病毒阳性者，即可确诊。

值得一提的是，生殖器疱疹是误诊率较高的疾病，其症状常常与下列疾病相混淆：

①龟头包皮炎：初起潮红、糜烂，可有渗液，包皮水肿不能上翻，有时有脓性分泌物。与此病不同之处为很少出现水疱。依据不同的病因可分为外伤性龟头炎、接触性龟头炎、感染性龟头炎、念珠菌性龟头炎、阿米巴性龟头炎、滴虫性龟头炎、浆细胞性龟头炎等。

②硬下疳（梅毒）：为硬性溃疡，边缘整齐。

③淋病：也可发生龟头包皮炎，但主要表现为急性化脓性尿道炎。

④固定红斑性药疹：常常由于口服磺胺类药物或止痛类药物引起，发生于阴部，有红肿，常破溃、糜烂，也有复发。

出现以上症状最终可通过化验检查确诊是否为生殖器疱疹。

生殖器疱疹的治疗与保健

本病呈自限性，也就是说可以自行控制，发病后1～2周自然消退。当机体抵抗力下降又会发作，如此反复不止，很难根治。

治疗生殖器疱疹，迄今还没有特效药物，治疗可减轻症状，抑制复发，但不能根除潜伏病毒感染。

常用的治疗方法有：

①药物治疗：首选药物叫阿昔洛韦，此药可减轻全身症状和疼痛，缩短病程，一般口服即可，严重者可静脉注射。此药肯定有疗效，但对阿昔洛韦耐药的病毒株越来越多。第二种药叫布洛芬，有抑制疱疹病毒的作用，口服用药。第三种药叫利巴韦林，可减轻症状。第四种药叫病毒灵（吗啉胍）。第五种药叫阿糖胞苷。均可根据病情选用。

②免疫治疗：牛痘苗、卡介苗和小儿麻痹糖丸，均可用作生殖器疱疹的

免疫治疗，对减少复发有一定作用。也有的使用干扰素、转移因子、胎盘球蛋白等，以提高机体免疫力。据报道，目前正在试制疱疹病毒疫苗，以预防和减少复发。

③局部治疗：目的是防止患处感染，保持患处清洁干燥。一般用1：5000高锰酸钾坐浴或浸洗患处；也可用3%的双氧水溶液清洗患处；或用0.5%的阿糖胞苷溶液涂患处。使用阿昔洛韦、碘苷霜、复方新霉素膏、红霉素膏外用，均有一定效果。

④中药治疗：中成药可选用板蓝根冲剂等。

内服方：黄檗50克，板蓝根60克，大青叶30克，马齿苋60克，薏苡仁60克，土茯苓60克，蒲公英20克，白藓皮15克，蝉衣10克，生甘草12克。煎水分3次服，每日1剂，本方用于急性炎症期，一般连服7～10天后烧灼、红肿、疼痛刺麻感消失，水疱干涸，溃疡面愈合，急性炎症可得到全面控制。此方去黄檗，加黄芪60克煎水内服，每日3次，每两日1剂，一共内服15剂可控制复发，适宜急性炎症期控制后的抗复发治疗。

外洗方：黄连10克，板蓝根20克，金银花15克，苦参15克，百部15克，野菊花15克，薄荷10克后下，煎水外洗患处，适用于急性炎症期。

上述方药具有清热、消肿、止痛、抗病毒、增强免疫力等功效，对控制急性炎症疗效较好，抗复发疗效显著。

治疗期间要预防感染，特别是夏天，气温高，出汗多，加上局部的搔抓，很容易出现局部的感染，每天用清水清洗生殖器部位，避免局部的搔抓是必要的。患病后需注意预防感冒、精神刺激、劳累，以减少复发。治疗期间要禁房事。

对于生殖器疱疹的患者，如常吃辛辣食物、抽烟饮酒都对康复不利，特别是饮酒可促使本病复发，加重本病的症状，所以，患病后一定不要饮酒，多吃富含维生素、蛋白质的食物有助于疾病的康复，如新鲜的蔬菜、水果及牛奶、鸡蛋等。

治疗后3周左右结痂、愈合，皮损完全消退，无临床症状者为治愈；皮损消退30%，症状减轻者为好转；皮损消退30%以下，仍有临床症状者为未愈。

非淋菌性尿道炎

如何诊断非淋菌性尿道炎

非淋菌性尿道炎是指由淋菌以外的其他病原体，主要是沙眼衣原体、尿素分解支原体所引起的尿道炎。它是当今国内、国外最常见的性传播疾病之一，也可能与淋病同时存在，好发于青、中年性旺盛期。

本病潜伏期为1～3周。女性患者主要感染部位为子宫颈，尿道炎症状不明显，表现为急、慢性宫颈炎和宫颈柱状上皮异位、白带增多，或者轻度排尿困难和尿频，亦可完全无症状。男性表现为尿道刺痒及轻重不等的尿痛及烧灼感，疼痛较淋病轻，尿道口轻度红肿，常有浆液性或浆液脓性尿道分泌物，较淋病性尿道炎分泌物稀薄而少，或仅在晨起时发现尿道口有痂膜形成。有的患者症状不明显或无任何症状，初诊时往往被误诊。

尿道分泌物涂片检查可见显微镜每高倍视野下多形核白细胞数＞15个，革兰染色镜检未见阴性双球菌，培养淋球菌阴性，培养或其他方法可证实有衣原体或支原体。

如果丈夫感染了非淋菌性尿道炎，妻子即使没有异常感觉，也应该去检查。因为大多数女性感染者不会有症状出现。这是因为女性感染此病时，受感染的器官是宫颈，少数情况下才感染尿道。宫颈被感染后，呈现出阴道炎和宫颈炎，自我感觉白带增多，变黄且有异味，这些症状也是妇科病的常见症状，大多不会引起注意。当病原体感染自身尿道时引起尿道炎的症状，出现尿频、尿急、尿痛、尿道口有脓性分泌物等，这时才引起病人的注意。因此，丈夫查出有非淋菌性尿道炎时，妻子应当去医院做妇科检查和化验。如发现有性传播疾病病原体感染，应立即治疗，以免造成进一步感染或转为慢性阴道炎和尿道炎，治疗起来就困难了。

非淋菌性尿道炎可以治愈吗

非淋菌性尿道炎是完全可以治愈的。反复发作或久治不愈的病人，与治疗不当或不彻底、饮酒过度、性行为频繁有关；还有可能是性伴侣未经治疗，发生再感染，或是引起尿道炎或宫颈炎未彻底治愈，应查明原因以对症治疗。

本病的治疗原则是：选用广谱抗生素连续治疗，不能间断，不能过早停药，要做到治疗规范、足量、彻底。治疗1个疗程后体征尚未消失者，应进行第二个疗程治疗，若治疗1周后病情仍无明显改善，应进行药敏培养，改变治疗方案。在临床中发现，由于抗药性的存在，广谱抗生素治疗效果越来越低。

治疗非淋菌性尿道炎以四环素、红霉素族药物为主，阿奇霉素、米诺环素是近年来常用的治疗本病的药物，它们的疗效较四环素高，有效率约在90%以上。内服药物治疗时，应局部外用“洁尔阴”或“皮肤康”洗剂等中药清洗，按时服药，以免出现并发症。

四环素和氧氟沙星对儿童骨骼发育有影响，所以孕妇和哺乳期妇女应禁用。推荐孕妇患者用红霉素0.5克，口服，每日4次，共7天；也可用红霉素0.25克，口服，每日4次，共14天；或琥乙红霉素0.8克，口服，每日4次，共7天；或阿奇霉素1克，1次顿服。

中医治疗本病有很好的疗效，尤其对西药产生耐药性的患者更为适宜。而且中医根据不同证型的辨证治疗，针对性强，收效快，治疗彻底。

在服中药期间可以选用以下民间验方自疗。

赤小豆汤：赤小豆50克，玉米须50克。煮汤饮之，每日1次，连服20天。

淡竹叶芦根汤：淡竹叶10克，鲜芦根50克，野菊花10克。水煎服，20天为1疗程。

通草汤：通草30克，鱼腥草30克，代茶饮，不拘次数。

复方黄连汤：黄连10克，白花蛇舌草、马齿苋各30克，土茯苓、苦参、白鲜皮、瞿麦、草薢、石菖蒲、川牛膝各15克，木通、甘草各6克。每日1剂，水煎分两次服。

外洗方：土茯苓、苦参各30克，黄檗、地肤子各20克。每日1剂，水煎外洗。

苦参方：苦参20克，蛇床子20克，地肤子20克，黄檗20克，野菊花20克。水煎外洗，每日1次。

治疗中要避免情绪焦虑、过度疲劳，注意充足睡眠，忌烟酒和辛辣食物。本病治疗时所需的疗程较长，最需要耐心，如果治疗效果不佳，就要查明原因。如果是因为耐药性造成的，则要更换另外一种药物治疗。在治疗的同时，生活调理也很重要。非淋菌性尿道炎患者患病期间宜多喝水，忌肥腻、香燥、辛辣之品，进食宜清淡、易消化。同时保持外阴卫生，避免穿紧身裤及紧身内裤，选择吸汗舒适的棉质内裤以保持外阴清洁干爽，减少细菌生长的机会。

由于非淋菌性尿道炎治疗周期长，病情反反复复，在治愈前多数人希望有性生活。我们在这里告诫病人，在治愈前不能有性生活。一旦有性生活会使治疗前功尽弃。因为在过性生活时，由于泌尿生殖器官的充血，使病原体加快繁殖，进一步加重感染。所以病人在治愈前一定不能有性生活。

患者在治疗期间，应遵医嘱定时到医院复查，确认是否已治愈。治愈标准为：临床症状消失1周以上，尿道无分泌物，或分泌物中白细胞≤4个/100倍显微镜；尿液澄清，沉渣镜检阴性；荧光免疫法尿道（宫颈）标本衣原体、支原体检查阴性。

有人患非淋菌性尿道炎症状本来就轻，治疗后症状就更加不明显了，但医生说并未治愈；还有的患者治疗后，虽然已经化验正常，但仍有一些不适症状。这两种情况都令人困惑，怎样才算治愈呢？没有症状如化验检查证明仍有炎症，说明仍需要一段时间的治疗。而化验结果正常仍有不适症状的患者，要经过至少3次化验检查证明均为阴性，才可以说已经治愈。

淋病与“非淋”有何不同

非淋菌性尿道炎和淋病的主要区别如下。

①病原体不同：非淋菌性尿道炎的病原体是沙眼衣原体和支原体、白色念珠菌、阴道毛滴虫等，而淋病的病原体是淋病双球菌。

②临床症状不同：非淋菌性尿道炎的临床症状是分泌物呈乳白色，以慢性尿道炎的形式表现出来；而淋病的开始症状是自尿道口流出大量黄色脓性分泌物，以急性尿道炎的形式表现出来。

③治疗方法不同：非淋菌性尿道炎的治疗药物以四环素类、红霉素药物为主；而淋病的治疗药物以青霉素类、头孢菌素类药物为主。

淋病加大了“非淋”发病的机会，故患淋病后要积极治疗，彻底治愈。淋病治愈后要化验检查是否患有非淋菌性尿道炎。

对混合感染者，首先选用青霉素、四环素、红霉素治疗，对青霉素过敏、红霉素有反应者，用先锋霉素等药物代替，同样可以取得较好的疗效。

尖锐湿疣

什么是尖锐湿疣

尖锐湿疣是由人乳头瘤病毒感染而引起的性传播疾病，好发年龄在16～35岁，此病毒在温暖潮湿的环境中特别容易生存增殖，男女两性的外生殖器是最易感染的部位。尖锐湿疣与恶性肿瘤有一定的关系。外阴、阴茎或肛周的尖锐湿疣可以转化为鳞状细胞癌。因此及时发现并治疗本病非常重要。

尖锐湿疣是怎样传播的呢？首先，直接性接触传染是主要的传播途径，与尖锐湿疣患者有性接触的人可发生本病，性混乱者最易感染本病。其次是间接传染，少数可通过日常生活用品如内裤、浴盆、浴巾传染。还有一种是母婴传染，婴幼儿尖锐湿疣或喉乳头瘤病和儿童的尖锐湿疣，可能是分娩过程中胎儿经过产道或出生后与母亲密切接触而感染的。

本病潜伏期一般为2周～8个月，平均为3个月。尖锐湿疣好发于外生殖器，在腋窝、脐、乳房、口腔、咽喉部等处也可发生。女性常好发于阴道口、大小阴唇、阴蒂、尿道口、肛周、会阴，少数患者的阴道和宫颈也可发生。男性常见于包皮系带、龟头、尿道口，少数见于阴茎体、阴茎根及阴囊；同性恋者发生于肛周、直肠，但也有少数人未发生过肛门性交，也患肛周尖锐湿疣，这主要是肛门、直肠区域环境潮湿，适合乳头瘤病毒的生长繁殖。

皮损开始时为单个或小而散在的赘生物，特点是柔软，呈淡红色、长形、顶端尖，有时呈丝状、有蒂，疣状物逐渐增多增大，大小不等，如乳头样、菜花状或鸡冠状，疣体表面凹凸不平、粗糙，呈白色、红色或浅灰色，合并细菌感染而形成糜烂和恶臭，有的糜烂面触之易出血。咽喉部尖锐湿疣表现为咽后壁、软腭、舌等处多个小丘疹，开始为丝状、淡红色、高于舌苔，逐渐增大表现为扁平、污灰色、无蒂。

尖锐湿疣可同时伴发其他一种或多种性病，如淋病、滴虫病、梅毒和衣原体感染。包皮过长、白带过多、合并淋病、衣原体感染时，可促进尖锐湿疣的增生。

妊娠期由于孕妇免疫功能低下及生殖器官供血丰富，为病灶迅速生长提供了条件。所以，尖锐湿疣在孕期生长明显加快，有的长到荔枝或鸭蛋大小，堵满阴道口，分娩时可引起大出血。胎儿通过产道可以引起感染，故多采用剖宫产。

由于尖锐湿疣治疗后易复发，对反复生长者应注意恶变的可能。

典型的尖锐湿疣一般不需做实验室检查即可做出诊断。当患者症状不典型、部位不典型，特别是女性，其阴道口可有类似于尖锐湿疣的假性湿疣，需做实验室检查以明确诊断。最实用而简便的办法就是醋白试验，以3%～5%的乙酸溶液浸湿的纱布贴在有可能被损害的皮肤或黏膜表面，3～5分钟后揭去，典型的尖锐湿疣损害将呈白色，而亚临床感染则表现为白色的斑点或斑片。

还可以做碘黄试验，即用鲁戈氏液涂后3分钟，发黄者可以确诊为尖锐湿疣。当然更可靠的办法是做组织病理学检查和免疫组织化学检查，阳性检出率为50%～70%。

对尖锐湿疣的实验室检查，目前还很不成熟，组织学检查和组织病理检查都有一定的误诊率，因此需在条件好的医院检查。

哪些疾病容易与尖锐湿疣相混淆

尖锐湿疣容易与生殖器癌、扁平湿疣、假性湿疣、生殖器疱疹样丘疹病及珍珠样丘疹病混淆。一旦误诊会对患者造成很大的精神压力，所以应加以鉴别。

①生殖器部位癌：多见于40岁以上的中老年人，皮损边界不清，有明显的浸润，常形成溃疡，做病理组织学检查可以鉴别。

②扁平湿疣：为梅毒二期皮疹。为多个湿丘疹融合成片状的皮损，多见于肛周，皮损处可查到梅毒螺旋体，梅毒血清试验呈阳性反应。

③假性湿疣：又称女性绒毛状小阴唇。本病特征是在女性小阴唇的内侧为1毫米～2毫米大小呈多发性、聚集性、颗粒状，淡红色的丘疹，如针鼻儿大小，融合成片，左右对称分布；另一种表现如同绒毛状突起，外观犹如机织的地毯绒毛。本病一般无自觉症状。多见于青年女性，未婚和已婚均可发生，发病年龄主要在18～40岁。常出现白带多，但呈蛋清样，偶有痒感。其病因尚不清楚，有人提出与霉菌的感染有关；也有人认为与外阴长期慢性的非特异性刺激或摩擦，导致腺体增生有关。其临床表现与尖锐湿疣有明显区别，但是，近年来被误诊为尖锐湿疣者并不少见。假性湿疣做醋酸白试验呈阴性，病理学检查也可以排除尖锐湿疣。

④生殖器疱疹样丘疹病：表现为生殖器部位多发性棕红色小丘疹，直径2毫米～10毫米。外观很像尖锐湿疣，但组织学检查可以鉴别。

⑤珍珠样丘疹病：发生于男性的龟头，沿龟头冠状沟有排列整齐的大小一致的珍珠样丘疹，如针头及粟粒大小，皮色如淡粉或红色丘疹。本病病因不明，常见于青年男性。组织病理学检查可以排除尖锐湿疣。

如何治疗尖锐湿疣

尖锐湿疣系病毒引起，目前还没有特效的抗病毒药物，因此，易于复发。尖锐湿疣的治疗大多以去除疣状物、改善症状为主。

①CO_2激光：常用的治疗尖锐湿疣的方法。它的特点是见效快，在治疗后，疣体当时即可脱落。对单发或少量多发湿疣，一般1次即可使疣体脱落。如疣体较大，激光治疗很容易复发。所以对多发或面积大的湿疣要做2～3次治疗，间隔时间一般为1周。此疗法的特点是对周围组织损伤程度小，使用准确、灵活。

②冷冻治疗：用冷冻的方法可使尖锐湿疣内结冰，形成组织局部的高度水肿，从而破坏疣体。冷冻治疗的最大好处是局部不留痕迹，治愈率约70%，

适用于疣体不太大或不太广泛的病人。该方法病人比较痛苦，且复发率较高。一般可进行1～2次治疗，间隔时间为1周。

③电灼：用高频电力或电针烧灼。它的特点是操作简单，见效快。能直接切除和干燥疣体，治疗也较彻底。可用于任何尖锐湿疣的治疗，但是对施术者的技术要求较高，烧灼太过或不足都是有害的。由于电烧灼后皮肤表面愈合较缓慢，所以治疗后要注意预防感染。

④手术切除：尖锐湿疣一般不主张手术切除，因为手术治疗后，尖锐湿疣很容易复发，使治疗失败。但对带蒂的较大的疣体，如有的患者尖锐湿疣生长过于迅速，或大如菜花，其他方法治疗十分困难，可考虑手术治疗。为防止复发，术后应配合其他治疗。

⑤微波治疗：它的原理是利用微波的高频振动，使疣体内部水分蒸发，坏死脱落。微波治疗的特点是疣体破坏彻底，不易复发，但创面恢复较慢，容易继发感染。所以微波治疗特别适用于治疗疣体较大的、孤立、散在的尖锐湿疣。

⑥局部外用药物：10%～25%足叶草脂酊或0.5%足叶草毒素外用，每日2次，后者浓度低，局部刺激性小，吸收后中毒的可能性极小。该药是国外用于本病治疗的首选药，一般用1次可治愈。缺点是对组织破坏性大，使用不当可引起局部溃疡；毒性也大，中毒后表现为恶心、肠梗阻、白细胞及血小板减少、心动过速、尿闭或少尿，故使用时必须谨慎，发现上述反应，应立即停药。本药有致畸作用，孕妇禁用。

还可用3%肽丁胺霜外用，每日2次，本药刺激性小，疗效较好，或用0.25%碘苷软膏，每日2次，外涂。

80%～90%三氯醋酸溶液，只涂于疣体上，涂后用滑石粉去除未发生反应的酸液。此药适用于小病灶。

博来霉素、平阳霉素兑生理盐水，外涂患处，每周用药2～3次。

⑦抗病毒治疗：阿昔洛韦口服，每日5次，每次200毫克，或用其软膏外用。α-干扰素每日注射300万单位，每周用药5天。或干扰素300万单位注入疣体基部，每周2次，连用2～3周。干扰素具有抗病毒、抗增殖的作用，不良

反应主要为流感样综合征，局部用药不良反应较少且轻微。

对已经治愈的患者，仍应定期仔细检查，防止复发。对反复发作的尖锐湿疣，一定要注意有无癌变，需做组织病理学检查确定。孕妇患尖锐湿疣时应选用50%三氯醋酸溶液外用、激光治疗、冷冻治疗或外科手术治疗。

中医学称尖锐湿疣为“千日疮”，认为它的形成系自身抵抗力差，或不洁性交、感染湿浊毒邪，使前后二阴局部潮湿、蕴久成毒所致。治疗主要是辨证论治，根据不同的症状，给予清热解毒、祛湿消疣的药物进行治疗。在服用汤药的同时可配合下列中药外洗。

明矾、白藓皮、黄芩、板蓝根各30克，蛇床子、川椒、地肤子各20克，将上述药用纱布包好，加水煎至1500毫升，滤渣，坐浴。本方适用于女性尖锐湿疣或男性尖锐湿疣范围广泛者。

滑石30克，甘草5克，枯矾粉12克，共研细末，在熏洗后把粉撒在疣体上，以保持干燥。

马齿苋60克，大青叶30克，明矾20克，丹皮20克，煎水先熏后洗，每日2次。

薏苡仁、大青叶、板蓝根、牡蛎各30克，败酱草、夏枯草、赤芍各15克。水煎先熏后洗，每次15～20分钟，每日2次。

梅　毒

患梅毒后有哪些表现

梅毒是由苍白螺旋体引起的性传播疾病，90%以上梅毒患者是由性接触而传染，在感染后1年内又未经治疗的患者最具传染性，此时若有性接触可以使性伙伴传染此病。患梅毒的孕妇可通过胎盘而使胎儿传染梅毒。少数患者可因和梅毒患者皮肤黏膜发生非性接触的直接接触而受到传染，如普通的接吻、握手、器械检查、哺乳等。少数患者可因接触带有梅毒螺旋体的内衣、被褥、毛巾、剃刀、餐具、烟嘴、医疗器械、输血等而间接被传染。

引起梅毒传播的螺旋体对外界的抵抗力很弱，阳光照射和干燥环境都能很快使它死亡，因此梅毒螺旋体在人体外生存一般超不过2小时。梅毒螺旋体不耐高温，40℃～60℃时2～3分钟就能死亡，100℃时则即刻死亡。另外，梅毒螺旋体对化学药品也很敏感，肥皂水、来苏水、1：1000的高锰酸钾液对它都有杀灭作用。如果将衣物放于阳光下暴晒，放在干燥的环境中储存，将用具煮沸消毒或用化学用品消毒，都能杀灭梅毒螺旋体，阻止它的传播。

梅毒可以侵犯人体的任何器官，产生多种症状。不同时期的梅毒表现也不相同，通常将梅毒分为3个时期。

1. 一期梅毒

也叫硬下疳，与梅毒患者发生性行为时，经黏膜或皮肤擦伤处侵入人体，一般在性交后10～90天发病。主要特点为外阴部出现的无痛性下疳（下疳是指边缘参差不齐且中心稍下陷的溃疡面，如果质地硬，称硬下疳，质地软则称软下疳）。开始时在外阴部出现一暗红色斑丘疹，继之丘疹表面糜烂，形成表浅的溃疡。这种溃疡一般直径在1厘米~2厘米，单发，圆形或椭圆形，边界整齐，边缘凸起，中心下陷，质硬，因此称硬下疳。溃疡的基底部清洁无脓液，可有少量浆液性渗出，渗出物中含有大量的梅毒螺旋体，常伴有腹股沟淋巴结的无痛性肿大，硬，不痛。血清学试验多为阴性，只有在硬下疳发生23周之后，才出现阳性反应。

女性硬下疳的好发部位在大小阴唇、阴蒂、阴道前庭、子宫颈等处，肛门等部位有时也会发生。男性多发生于阴茎包皮、冠状沟、龟头或系带部，有些发生于尿道内、阴茎体或其基底部、阴囊上。有时硬下疳还可发生于口唇、舌部、乳房及手部等处。多由于接吻或接触被污染的物品间接传染而发生。

硬下疳的特点是，无疼痛感，也无触痛，质硬如软骨，不经治疗3~8周内可自愈。但这并不意味着梅毒已痊愈，而是经过一段时间，进入二期梅毒。

2. 二期梅毒

硬下疳消失后6~8周将进入二期梅毒，这时的梅毒螺旋体已经经血循环播散到几乎全身各组织器官，出现全身性梅毒疹，可见于躯干、四肢、面部和前额部，并可引起关节损害、眼病变、中枢神经系统损害等。二期梅毒是梅毒病程中最活跃的阶段，传染性强。

二期梅毒的病变主要发生于皮肤黏膜，也可伴发皮肤附件损害（如脱发）。在出现皮肤、黏膜损害之前，往往先出现轻重不同的前驱症状，如发热、头痛、骨痛、神经痛及食欲不振等，待皮疹出现后，上述前驱症状逐渐消失。

皮疹的形态多种多样，呈对称分布，一般不痒或偶有轻微瘙痒，不痛。发生于肛门周围及外阴部的皮疹多是扁平湿疣；发生在头皮毛囊周围可以出现“鼠咬状”脱发。另外，二期梅毒还能引起口腔、咽喉、生殖器等部位的黏膜损害，外观似口腔念珠菌引起的鹅口疮，为稍隆起的卵圆形损害，上覆灰白色膜，周围有红晕，揭去白膜后基底发红，不出血。在发疹期间还会伴有全身浅表淋巴结的无痛性肿大。

关节损害可见骨膜炎和关节炎，眼部可以出现虹膜睫状体炎、视网膜炎、脉络膜炎等多种眼疾病。

中枢神经系统损害可出现脑脊液异常变化，极少数人有脑膜炎症状、颅神经麻痹等。

此时血清学检查几乎100％为阳性。

二期梅毒传染性极大，若治疗不当或未予治疗，往往会进一步发展成内脏、神经、骨与关节梅毒；如及时进行合理治疗，则可获得彻底治愈。

3. 三期梅毒

又称晚期梅毒，多为早期梅毒未经治疗或治疗不彻底发展而成。病变除损害皮肤黏膜引起梅毒性结节、橡胶肿、近关节结节等病症外，还能侵犯神经系统、心血管以及各内脏、骨骼等，导致晚期心血管梅毒、骨梅毒、内脏梅毒、眼梅毒以及麻痹性痴呆、脑膜血管梅毒、脊髓痨等神经系统梅毒病。病程长，病情严重者，可以危及生命。

三期梅毒可发生在感染后2年以上，一般多发于感染后3～4年。病程漫长，可持续10～30年。未经治愈的二期梅毒中约有1/3的病人可发展为晚期活动性梅毒；另有一部分患者不出现晚期梅毒症状，只是梅毒血清反应持续阳性，为晚期潜伏梅毒；也有一部分患者可以自愈。晚期梅毒的传染性减弱。

为什么梅毒造成的皮肤黏膜、骨质的损害如此严重，却并不引起疼痛呢？这是由于梅毒螺旋体能分泌出一种麻醉物质，使人不会产生痛感。

通过哪些检查可以确诊得了梅毒？

通常做暗视野显微镜检查，这种检查对早期梅毒的诊断有十分重要的意义。梅毒血清学检测对于诊断二期、三期梅毒以及判定梅毒的发展和痊愈、判断药物的疗效都有十分重要的意义。第三种检查是梅毒螺旋体IgM抗体检测，它是近年来才有的新的诊断梅毒的方法。

还有一种方法叫作分子生物学检测，也称PCR，即多聚酶链式反应的实验方法，采用这种方法要求要有条件好的实验室和技术一流的技师，而我国目前很少有这样高水平的实验室。诊断梅毒不一定要做PCR，做一般的抽血化验即可。对于晚期梅毒患者，当出现神经症状，经过驱梅治疗无效时，应做脑脊液检查。这一检查对神经梅毒的诊断、治疗及预后的判断均有帮助。

如何治疗梅毒

梅毒的治疗原则是及时用药、剂量充足。治疗后患者一定要定期复查，以检验治疗效果，同时还要对配偶及性伴侣进行检查及治疗。目前治疗梅毒的首选药物是青霉素，它的优点是疗效高、疗程短、毒性低，迄今尚无耐药病例发生。若有药物过敏史应及时告诉医生，以便改用其他药物。

梅毒的治疗方案如下。

1. 早期梅毒（包括一期、二期和病程在2年以内的潜伏梅毒）

①普鲁卡因青霉素G，80万单位/日，肌注，连续10天，总量800万单位。

②苄星青霉素G（苄星毒霉素），240万单位/次，分两侧臂部肌注，每周1次，共2次。

③青霉素过敏者，选用以下代用药品：四环素500毫克，4次/日，口服，连服15天，总量30克（肝肾功能不全者禁用）；或红霉素500毫克，4次/日，口服，连服15天。

2. 病期长于2年的梅毒（三期皮肤、黏膜、骨骼梅毒，病期超过2年的潜伏梅毒及二期复发梅毒）

①普鲁卡因青霉素G，80万单位/日，肌注，连续15天为1个疗程，也可考虑给第二疗程，疗程间停药2周。

②苄星青霉素G，240万单位/次，1次/周，肌注，共3次。

③青霉素过敏者，选用代用药品：四环素500毫克，4次/日，口服，连服30天为1个疗程；或红霉素500毫克，用法、用量同四环素。

3. 心血管梅毒

①只选用普鲁卡因青霉素G，80万单位/日，肌注，连续15天为1个疗程，共2个疗程（或更多），疗程间停药2周。

②青霉素过敏者，选用代用药品。四环素500毫克，4次/日，口服，连服

30天为1个疗程；或红霉素500毫克，用法、用量同四环素。

4. 神经梅毒

①水剂青霉素G，480万单位/日，静脉点滴，10天为1个疗程，间隔2周，重复1个疗程。

②普鲁卡因青霉素G，240万单位/日，肌注，同时口服丙磺舒每次0.5克，4次/日，共10天；接着再用苄星青霉素G，240万单位/次，肌注，3次/周，共3周。

5. 妊娠期梅毒

①普鲁卡因青霉素G，80万单位/日，肌注，连续10天。妊娠期初3个月内，注射1个疗程，妊娠末3个月注射1个疗程。

②青霉素过敏者只选用红霉素，服法及剂量同非妊娠期病人。

6. 先天梅毒

①普鲁卡因青霉素G，每日5万单位/千克体重，肌注，连续10天为1个疗程；晚期先天梅毒可考虑给第二个疗程。

②苄星青霉素G，5万单位/千克体重，1次肌注。有神经梅毒损害者不用（效差）。

较大儿童青霉素的用量，不应超过成人同期治疗量，青霉素过敏者改用红霉素，8岁以下儿童禁用四环素。

早期梅毒患者有较强的传染性，晚期梅毒虽然传染性逐渐减小，但也要小心进行防护。自己的内裤、毛巾及时单独清洗，煮沸消毒，不与他人同盆而浴。早期梅毒患者要求禁止房事，患病2年以上者也应该尽量避免性生活，发生性接触时必须使用避孕套。如果患者未婚，那么待梅毒治愈后方允许结婚。二期梅毒发生时会出现全身反应，此时需要卧床休息。患病期间注意营养，增强免疫力。

梅毒患者经过及时、充分的治疗是能够痊愈的，其痊愈标准应根据不同类型及分期而不同。早期梅毒患者的治愈标准是：经治疗，患者体内螺旋体彻底被消灭，梅毒血清反应转为阴性，临床上无任何症状；晚期梅毒病人经治疗后症状完全消失，即认为治愈，对梅毒血清反应不要求非转为阴性不可，因为少数晚期病人即使已进行了长期足够的治疗，血清反应仍然出现阳性。

在使用抗生素的同时，以适当的中草药配合治疗，对缓解病情、增强患者体质、促进痊愈会起到辅助作用。

软下疳

什么是软下疳

软下疳是发生于生殖器部位的一种痛性溃疡性损害，常见于男性，男女之比约为9：1。但女性中有许多无症状带菌者，尤其是多性伴者，往往是本病的传染源。

本病的特点是，在不洁性交后2～10天，外阴生殖器部位出现红色丘疹，迅速变成脓疱，2～3天脓疱破溃后形成疼痛性、边界清楚不整齐的溃疡，呈圆形或卵圆形，直径约2厘米，常有2～5个呈卫星状分布，溃疡基底较软，有触痛，去掉表面分泌物，可见到基底部颗粒状肉芽组织。随着病情的发展，半数病例出现单侧或双侧淋巴结肿大，有典型的疼痛表现。

女性常见发生于阴唇、阴唇系带、阴蒂、阴道口、宫颈、尿道，极少数病人可发生于胸部、乳房、大腿、口腔等处。男性好发于冠状沟、包皮、龟头等处。有时软下疳也可和梅毒的硬下疳同时发生，称为混合性下疳。

细胞学检查可见杜克雷嗜血杆菌，作为此病的诊断依据。

软下疳的治疗与预防

治疗首选磺胺类药物，对缓解疼痛和促进愈合迅速有效。可用磺胺噻唑、磺胺嘧啶、磺胺异恶唑，每日2克～4克，连服2～3周。或复方新诺明，每次2片，每日2次，连服10～14天。

目前世界卫生组织推荐使用红霉素，如阿奇红霉素1克，1次口服。或红霉素500毫克，每日4次，连服10～14天。

也可用头孢曲松250毫克，1次肌肉注射。

多西环素，每次100毫克，每日2次，连服10～14天。据报道，若与红霉素联合治疗，疗效更佳。

局部治疗：溃疡未形成时外用鱼石脂软膏，溃疡形成后先以高锰酸钾或过氧化氢清洁，然后外用红霉素软膏；软下疳或淋巴结脓肿不宜切开，但可抽脓注入抗生素。

软下疳易于自身接种，也就是说，溃疡分泌物若跑到其他地方可以生成新的软下疳，所以要特别注意局部卫生，尽可能保持清洁，用过的物品需消毒。

艾滋病

什么是艾滋病

艾滋病由人类免疫缺陷病毒（英文缩写为HIV）引起。HIV是一种极为细小的球形病毒，当它进入人体后主要寄生于免疫系统的T4淋巴细胞内，病毒DNA（脱氧核糖核酸）可以直接嵌入到淋巴细胞内固有的细胞DNA上（DNA是遗传基因的主要物质），两者紧紧地连在一起，人体没有能力分开它，如果真能把病毒DNA杀灭，势必也同时杀灭了淋巴细胞DNA。当HIV侵入人体后由潜伏状态进入活跃状态时，细胞内的病毒DNA会受到激发而复制出数以千计的HIV来，而新制成的HIV会从细胞中释放出来，并侵袭其他健康的T4淋巴细胞。就这样，HIV不断地增殖，而T4淋巴细胞则不断地受到破坏，最终致全身免疫力渐渐丧失，导致众多并发症而死亡。

艾滋病的传播途径首先是性传播。有三类人被认为是HIV感染的危险人群：卖淫女、与卖淫女有过性交者、多个性伙伴的男女。其次是血液传播，如共用未消毒的注射器和针头；输入含有艾滋病病毒的血液或血液制品，骨髓移植、器官移植、人工授精；使用未经灭毒的器械、针具，或做其他手术时通过血液传播以及静脉吸毒者共用被感染的注射器。艾滋病的第三种传播方式是母婴传播，父母任何一方感染艾滋病病毒，都可使无辜的婴儿受害。受感染的婴儿存活时间通常不会超过3年，受艾滋病病毒感染的女性所生婴儿的艾滋病病毒感染率约占1/3。感染艾滋病病毒的母亲在怀孕后，血液中的艾滋病病毒可以通过胎盘直接到达婴儿体内，使婴儿感染艾滋病病毒。产妇在分娩过程中，当婴儿经过产妇产道时，可以受到产妇携带的艾滋病病毒的感染。感染艾滋病病毒的母亲，乳汁中含有艾滋病病毒，当婴儿吮吸乳汁时，也可感染艾滋病。

体内HIV主要存在于人的体液中，如血液、精液、阴道分泌液、乳液、唾液、泪液、尿液、汗液和痰液等。有传播作用的是血液、精液、阴道分泌液、乳液。也就是说，人的破损部位如伤口、溃疡，接触到上述体液就会感染艾滋病。而性生活、肛交时对皮肤黏膜的反复摩擦极易造成表皮破损。使用未达到卫生标准的注射器具，也很容易感染艾滋病。

艾滋病病毒是通过体液传播的，日常的社交接触不会有被传染的危险。下列情况也是不可能传播艾滋病的：集会、游行，看电影、逛商店或在人多拥挤的场所活动；在幼儿园、学校学习和生活；理发馆、美容厅、宾馆和旅社、游泳池、餐厅和食堂；与艾滋病病毒感染者社交性的接触，如共同进餐、谈话、乘车或礼节性的握手、拥抱和接吻都不会被感染；苍蝇、蚊子能传播一些传染病，但它们不会传播艾滋病，因为艾滋病不会在这些昆虫体内生存。

了解了这些知识后，我们在日常的工作和生活中，就不必过分地担忧和恐惧了。

艾滋病有哪些症状

许多被艾滋病病毒感染的人在潜伏期没有任何自觉症状，也有一部分人在感染早期可以出现发热、头晕、无力、咽痛、关节疼痛、皮疹、全身浅表淋巴结肿大等类似“感冒”的症状，有些人还可发生腹泻。这种症状通常持续1～2周后就会消失，此后病人便转入无症状的潜伏期。潜伏期病人的血液中有艾滋病病毒，血清艾滋病病毒抗体检查呈阳性反应，这样的人称艾滋病病毒感染者，或称艾滋病病毒携带者。艾滋病病毒感染者有很强的传染性，是艾滋病最重要的传染源。

从受到艾滋病病毒感染到出现症状这段时间称为艾滋病的潜伏期，艾滋病的潜伏期为7～10年，处于潜伏期而又毫无症状的人是有传染性的。在很长的潜伏期中，感染者虽然没有自觉症状，外表一如常人，但全身免疫系统仍然继续受到病毒的破坏，当人体的免疫功能再也不能维持最低的防御能力时，多种对正常人不会引起疾病的病原微生物便会使患者发生感染，引起脑、肺、胃肠道和其他部位的病变及症状。一些恶性肿瘤也因患者抵抗力极度低下而萌发。艾滋病常见的症状有以下几个方面。

①一般性症状：持续发热、虚弱、盗汗、全身浅表淋巴结肿大，体重下降在3个月之内可达10%以上，最多可降低40%，病人消瘦特别明显。

②呼吸道症状：长期咳嗽、胸痛、呼吸困难，严重时痰中带血。

③消化道症状：食欲下降、厌食、恶心、呕吐、腹泻，严重时有便血。通常用于治疗消化道感染的药物对这种腹泻无效。

④神经系统症状：头晕、头痛、反应迟钝、智力减退、精神异常、抽风、偏瘫、痴呆等。

⑤皮肤和黏膜损害：弥漫性丘疹、带状疱疹、口腔和咽部黏膜炎症及溃烂。

⑥肿瘤：可出现多种恶性肿瘤，位于体表的卡波希氏肉瘤可见红色或紫红色的斑疹、丘疹和浸润性肿块。

出现临床表现后生存期一般为2年，经有效治疗可延长至数年。治疗艾滋病目前尚无特效的针对病因的疗法，总的治疗原则为抗感染、抗肿瘤、杀灭或抑制HIV病毒、增强机体免疫机能。

什么是艾滋病的“窗口”期

由于医学发展的局限，目前还不能检测到艾滋病病毒，只能测出艾滋病病毒的抗体。但是，当人体被艾滋病病毒感染后，必须经过一些时间才能有病毒抗体出现。就是说，体内已有艾滋病病毒，而且具有传染性，但又毫无症状，血中又暂时检测不到病毒抗体，这段时期被称为“窗口”期，“窗口”期为2周～3个月。

如果输入“窗口”期感染者的血液或与其共用注射器，就有被艾滋病病毒感染的危险；与“窗口”期感染者发生性接触，同样也可能感染艾滋病病毒。

一个人如果怀疑与自己接触的人有艾滋病，要想断定自己是否被感染了艾滋病，在3个月内也许不能检测出艾滋病病毒抗体，但不能据此推断自己没有感染艾滋病，而应在3个月以后复查，最终确定自己是否是感染者。

另外，如果与你接触过的人，未被查出患有艾滋病，但几个月后查出有艾滋病，那么你也同样有被感染的危险。因为处在“窗口”期的艾滋病感染者是有传染性的。因此，“窗口”期是艾滋病患者最隐匿而且最危险的传染期。

如何预防艾滋病

艾滋病令人恐惧，因为迄今为止，对艾滋病的治疗没有特效药物，所以预防就变得非常重要。即使你没有与艾滋病病人发生性关系，应用不洁的针具、输血、拔牙等也有可能让你不幸染上艾滋病。艾滋病防不胜防吗？有没有办法让我们远离艾滋病的困扰呢？下面的方法对每一个人都非常有益。

①洁身自爱，杜绝不洁性生活可以有效地预防性途径传染艾滋病。

②正确使用避孕套，防止感染。

③注意输血安全，选用健康的献血血源。尽量不要使用进口血制品，无特殊需要时尽量避免应用血液制品及输血。

④防止不洁器械传染艾滋病。生病时要到正规的诊所、医院求治，不到医疗器械消毒不可靠的医疗单位特别是个体诊所打针、拔牙、针灸、手术。不用未消毒的器具穿耳孔、文身、美容。不与别人共用注射器，应使用一次性注射器。

⑤不与病人共用卧室及床上用品，对病人经常接触使用的器具包括桌椅、寝具、餐具等，定期用10%漂白粉溶液消毒。不与病人共用剃刀、牙刷、洗脸盆、体温计等。

⑥接触艾滋病病人后，要立即洗手、消毒。如有伤口或刺破时，应立即消毒包扎，不要再接触病人。病人的性伴侣、配偶要定期进行艾滋病病毒抗体检查，对抗体阳性者家庭的其他成员，在有条件的地区也要进行艾滋病病毒检查。

若有艾滋病感染可疑时，可以到各地医学科研机构、大医院，省、市级防疫机构接受检查；一次抽血艾滋病病毒抗体阴性，不能完全排除没有传染上艾滋病，还应继续定期检查。

第五章

正确对待妇科肿瘤

乳腺癌

早期乳腺癌有哪些表现

乳腺癌是女性常见的一种恶性肿瘤。有关乳腺癌的确切病因虽然还不完全清楚，但一般认为与卵巢功能、遗传因素、婚育及哺乳等因素有密切关系。乳腺癌主要发生于青春期以后的成年女性，35～55岁为好发年龄，约占全部患者的75%。

乳腺癌的早期会出现明显的症状，只要你留心观察，出现症状及早就诊，就可以很好地控制病情发展。那么，如何早期发现乳腺癌呢？这里介绍以下方法告诫女性朋友，以便做到早期发现、早期诊断、及时治疗，提高乳腺癌的治愈率及生存率。

①乳房出现无痛性、单发的小硬块，在乳房内不易被推动。常在洗澡或更衣时发现。

②突然的乳头凹陷。这是由于乳头深部的癌肿侵入乳腺管，使之收缩牵拉乳头造成的。

③乳房皮肤有橘皮样或溃疡变化。癌块侵犯淋巴管使之堵塞，引起局部水肿，皮肤隆起，而毛囊与皮下组织紧密相连，所以水肿时毛囊处出现许多凹陷，形成所谓“橘皮样改变”。癌变引起皮下水肿易导致溃疡发生。

④乳头有不正常分泌物或出血以及数周无法愈合的伤口，这是癌症造成的局部炎性反应。

⑤突然的乳房变形、乳房大小及乳头高低改变，双侧失去对称性。这是癌块侵入乳管使之收缩牵拉表面皮肤造成的，使乳房看上去失去原有的对称的曲线。凹陷的皮肤深部往往提示癌块的存在。

如何自我检查乳房

对镜观察可以发现许多乳房的异常变化。

首先是乳房外形。脱去上衣，面对镜子，双臂叉腰或上举过头，反复数次，观察乳房外形轮廓是否完整对称，有无轮廓的异常。正常乳房具有完整的弧形轮廓，这种弧形的任何异常改变都应给予重视。

其次是乳房的皮肤。注意观察乳房的皮肤是否光滑，色泽是否正常，皮肤有无静脉扩张和水肿，皮肤有无点状凹陷（或称橘皮样改变）及区域性凹陷（酒窝征）存在。

患乳腺癌时，乳头也会有明显变化，查看两侧乳头高度是否在一条水平线上，两侧乳头、乳晕的颜色是否一样，乳头的皮肤有无脱落或糜烂，乳头是否有抬高或有回缩现象。乳房有病时，乳头可出现内陷、回缩、抬高。挤压乳房，乳头可流出血性液体或褐色、暗红色、淡黄色液体，乳头、乳晕的表皮可有脱屑、潮红、糜烂，两侧乳房的大小不一致。

还可以通过自我触摸检查发现乳房病变。

指掌面摊平，在乳房的各部位轻轻移动，检查有无肿块、硬结和皮肤增厚。然后平卧，在右肩胛下垫个枕头，把右手臂放在头后，左手指掌面摊平轻压两侧乳房，由乳房外圈慢慢向内移动，至少查3圈。右手以相同的手法检查左乳房。查左乳房时要逆时针方向，查右乳房时要顺时针方向。触摸时注意有无肿块、硬结。然后用拇指和食指轻挤乳头，观察有无液体排出，注意液体颜色。最后，用手抚摸双侧腋下及锁骨上窝（位于颈两侧与肩之间）淋巴结，检查是否有淋巴结肿大等。如果发现乳房硬结、有液体流出或淋巴结肿大，应该及时就医。

如何确诊乳腺癌

如果发现可疑症状，要及时就医，医生通过以下检查，可以确诊是否患有乳腺癌。

①体检：医生的体检对于判断乳腺肿块是极其重要的。但判断得准确与否，则有赖于医生的经验。所以要到正规医院找有经验的专业医生诊查。

②乳房X光检查：医生的触诊毕竟凭主观感觉，还需要通过影像学检查判定是否真的有肿块存在。放射科医生根据是否有钙化现象、阴影等来判定，一般而言，对肿块判断的准确率可达70%～90%。

③超声波检查：对于判断肿块的位置和大小非常准确，但对于判断乳腺肿块是良性还是恶性则很困难。

④红外线扫描：利用人体不同结构的软组织对红外线的吸收率不同而进行检查。此方法仅作为一种初步筛选，很多情况下也无法做出准确的判断。

⑤穿刺：将细针插入肿块中，抽出少量组织，做细胞学检查。这是最终判定肿块性质到底是良性还是恶性的检查方法，也是达到确诊目的的唯一方法。

⑥其他方法：包括CT、核磁共振，用来判断肿块是否存在、大小、位置等，但难以定性。如果已经确诊为乳腺癌，可用其来检查骨骼、胸部、肺部等有无癌细胞侵犯或转移。

哪些原因可致乳腺癌

医学家对乳腺癌的确切病因至今尚未定论。他们认为乳腺癌的病因涉及多种因素，目前认为可能与下列因素有关：

①遗传因素：临床资料表明，有家族史人的乳腺癌发生率较无家族史要高。特别是双侧乳腺癌患者和发病年龄较小的患者后代，发生乳腺癌的危险性更大，提示此病可能与遗传有关。但医学家还指出，乳腺癌的家庭聚集倾向，可能与遗传因素和环境因素都有关，用单一的遗传因素或者环境因素都不能圆满地解释乳腺癌在家族中的聚集倾向。但如果你的一级亲属中有患乳腺癌的女性，经常性的乳房检查是必要的。

②内分泌因素：内分泌失调是乳腺癌的病因之一。如果乳房长期受内分泌激素的异常刺激，会导致乳腺组织癌变，其中雌激素和黄体素是与乳腺恶变

最为密切的两种内分泌激素。这一点已被医学家证实。

③饮食因素：研究发现，饮食中脂肪总消耗量高的国家，乳腺癌发病率亦高。给动物饲养高脂饮食，不管这些动物原先有无乳腺癌，都使乳腺肿瘤发病率增加。脂肪可以强化雌激素E1的转化过程，增加雌激素对乳腺上皮细胞的刺激。另外，饮酒对那些绝经后的或者是曾使用雌激素的女性，均有增加乳腺癌危险性的报道。

④环境因素：观察表明，受到太阳辐射越强的地区，乳腺癌的发病率较低；而接受太阳辐射热能越少的地区，乳腺癌的发病率反而较高。目前还肯定接触电离辐射可以增加肿瘤发病率。乳腺暴露于射线的女性产生乳腺癌的危险性要比其他女性高。

⑤病毒因素：病毒颗粒可通过哺乳传染，导致乳腺癌发生，这一点已被较多的动物实验所证实，所以有些学者推测乳腺癌的病因可能为病毒，但还没有充足的流行病学依据，有待于进一步研究。

⑥其他因素：免疫功能低下，使抗癌因子的免疫功能受抑制以及乳房有外伤刺激，都有易发生乳腺癌的报道。

如何预防乳腺癌

在了解了乳腺癌的发病因素后，应从以下方面预防乳腺癌。

①避免精神刺激，保持情绪稳定，培养良好的心理素质，可以增强机体的抗癌能力。适量运动，可以减少乳癌的发病机会。

②获得足够的阳光，可使人体取得所需要的维生素D，而维生素D具有防止乳腺癌的作用。每天保证有10～15分钟的日照时间，可防止乳腺癌的发生。

③避免接受过多的放射线照射：尤其在经期、妊娠期对放射线均敏感，应尽量避免。

④对乳房进行适当的生理保护：提倡哺乳，断奶要缓慢进行。采用合适的乳罩以改善乳房血液和淋巴的循环。

⑤及时治疗乳房的癌前期病变：如囊性小叶增生、乳腺乳头状瘤、乳腺

增生病有上皮高度增生与不典型性增生者。

⑥适当节制动物脂肪的摄入，少饮酒：过多地食用肉类、煎蛋、黄油、奶酪、动物脂肪可增加患乳腺癌的危险性，而绿色蔬菜、水果、鲜鱼、奶制品可减少患乳腺癌的危险性。另有研究表明，大豆含有的植物性雌激素能有效地抑制人体内雌激素的产生，而雌激素过高乃是引发乳腺癌的主要原因之一。此外，大白菜含有一种叫作吲哚-3-甲醇的化合物，能使体内一种重要的酶数量增加，帮助分解过多的雌激素而阻止乳腺癌发生。

⑦平时定期体检：专家建议35岁以上的女性应该定期进行乳房超声波检查或乳房X光检查。年龄35～39岁做1次，年龄40～49岁者每两年检查1次，年龄50岁以上者每一年检查1次。若为乳腺癌易发人群，年龄25～35岁做1次，36～39岁做1次，年龄40岁以上者每年做1次检查。

⑧易发人群要加强自我保护意识：下列人群是乳腺癌的易发人群，在乳腺出现异常，如肿块、溢液时，应及时去医院检查，不要贻误病情。

- 一侧曾患过乳癌者，另一侧再患的可能性较大；
- 有乳腺癌家族史者，尤其是母亲或姐妹患有乳腺癌，自己患病的可能性较大；
- 初经早（12岁以前）或停经晚（55岁以后）者患乳腺癌的机会比其他人高；
- 30岁以后生第一胎、未曾生育者或未婚者，患乳腺癌的机会多于其他人；
- 反复多次接受放射线的，也可增加患乳腺癌的机会；
- 常食高脂肪食物且肥胖者易患乳腺癌。

总之，只要认真从以上几方面加以防范，乳腺癌是可以预防的。

女性溢乳与乳腺癌

有些未婚少女突然发现乳罩上有湿渍，挤压乳房还可见乳汁状的液体流出，令她们非常紧张。这种非哺乳期乳房流出乳汁的现象医学上称为“溢乳”。此种情况在已婚者中也时有发生。

常人都知道，女性刚刚生过孩子之后会有乳汁。这是由于女性体内有一种催乳素，怀孕后，催乳素的分泌开始增加，到分娩之后和哺乳期，催乳素分泌量达到高峰，为平时的10倍以上，以致乳汁大量溢出，产妇得以哺育婴儿。如果女性不怀孕，下丘脑分泌一种抑制因子，抑制催乳素的分泌，这时女性体内血液中的催乳素含量甚微，达不到刺激乳房分泌乳汁的水平，因此没有乳汁溢出。

现已得知人体血液中催乳素≥25毫克/毫升时，便可造成溢乳，医学上称高催乳素血症，这类患者往往伴有月经紊乱，甚至出现闭经、无排卵、不孕等。

引起溢乳的原因很多，一是下丘脑及其附近部位有病变，如颅咽管瘤、肉瘤样病、神经胶质细胞瘤、脑炎、松果体瘤、假性脑瘤、帕金森病等；二是垂体肿瘤导致垂体功能亢进；三是原发性或继发性甲状腺功能低下、肾上腺瘤、肾衰竭、多囊卵巢综合征、肝硬化及妇产科手术（人工流产、引产、死胎、子宫切除术、输卵管结扎术、卵巢切除术）；四是慢性乳腺炎、胸部带状疱疹及胸部手术、胸壁损伤；五是有些药物能引起机体内分泌功能紊乱，如服用氯丙嗪、吗啡、利舍平、丙咪嗪、安定和氯硝西泮、西咪替丁、避孕药等，一般停药后都能逐渐恢复正常。此外，乳房的局部刺激和全身的应激反应，如经常玩弄、吸吮乳头，严重的精神创伤，突然的生活习惯改变等，都可以使血液中催乳素出现一过性增高，导致乳汁溢出。

当体内催乳素过多时，可以抑制垂体的促性腺激素分泌，并直接影响卵巢的性激素合成，使血清雌激素水平低下，从而引起卵巢功能紊乱，排卵减少，或无排卵溢乳，甚至闭经，导致不孕。

治疗以上病症首先要对原发病进行治疗，如避免不良精神刺激，停用导致溢乳的药物，积极治疗引起溢乳的疾病如垂体肿瘤、甲状腺功能低下、柯兴氏症等。药物治疗主要采用溴隐亭和卡麦角林。高催乳素血症者可伴有不孕，经应用溴隐亭后一旦怀孕即可停药，此时妊娠3～4周，对胎儿是安全的。由于卡麦角林是新药，须有更多的资料证实其安全性，所以想要孩子的女性不要将它作为首选药。单纯溴隐亭治疗不能成功排卵和妊娠者，可采用以溴隐亭为主，配伍其他促排卵药物的综合疗法，综合疗法可以节省抗泌乳素，缩短治疗周期并提高排卵率和妊娠率。对于巨腺瘤出现压迫症状者以及肿瘤抗药、溴隐亭治疗无效和因肿瘤致多种垂体激素分泌者，可实行经蝶显微手术。此手术安全、方便、易行，疗效类似于溴隐亭疗法，手术前后配伍用溴隐亭可提高疗效。该手术的缺点是，垂体肿瘤无明显包膜、边界不清者，手术不易彻底或造成损伤，容易导致脑脊液鼻腔瘘，继发垂体功能减退。药物及手术治疗无效者可做放射治疗。

如果出现乳头血性溢液应给予特别重视，因为乳头血性溢液是乳腺癌的常见症状，但也不必见到血性溢液就慌张，认为一定是得了癌症，乳腺癌以乳头血性溢液为唯一症状者并不多见，常同时伴有乳房肿块存在。

乳头血性溢液可见于以下几种情况：一种是乳管内乳头状瘤，特别是位于乳房中心部位的、较大导管内的乳头状瘤，如果其增长速度较快，乳头分枝较多且质地较脆者，常容易发生出血；另一种为乳腺癌，发生在大导管内的乳头状癌或浸润性癌，在病变部位有毛细血管扩张和出血变化，则可有血性溢液；其他情况如乳腺增生病、乳腺导管扩张综合征及乳房部的炎症亦可引起血性溢液。因此，不要将所有的血性溢液都视为癌症，需要经过全面的检查，才可做出诊断。乳导管造影、溢液涂片细胞学检查是重要的诊断依据。

乳房肿块与乳腺癌

有时候，我们会发现自己的乳房肿块时而大、时而小，细心的人还会发现这种变化与月经周期密切相关。

其实，乳房肿块是由于乳腺的增生性改变造成的。乳腺组织在一个月经周期中会发生增生与复旧的变化，即月经来潮前乳腺增生，使你感到乳房胀痛、有肿块或肿块增大、变硬，触痛明显，严重时甚至不可触碰。月经来潮以后，随着雌激素的撤退，乳房恢复到原来的状态，也称复旧。如果内分泌的紊乱造成增生过度而复旧不全，久而久之就会导致乳腺增生病，临床上就表现为乳房肿块，伴有乳房胀痛等症状。

有些患者的乳腺增生病或乳腺纤维腺瘤等良性乳房肿块，在妊娠期、哺乳期，由于体内雌激素水平的骤然升高，可能会在较短的时间内突然增大，妊娠期、哺乳期过后，又会有所缩小。

目前乳腺增生主要靠中药治疗，可使用调经活血、行气散结的药物，如乳腺增生丸、乳癖消等中成药，亦可使用水煎剂。但最让人担心的是有2%左右的人可继发癌变。所以，患有乳腺增生病的患者，要定期到医院检查，必要时进行活组织切片检查。如果病人有乳腺癌家族史，或切片检查发现上皮细胞增生活跃，则以施行单纯乳房切除术为妥；如切片发现有恶变，则应按乳腺癌处理。一般来讲，如果肿块呈急进性增长，甚至直径逾6厘米仍不停止生长，就应考虑予以手术切除。

宫颈癌

宫颈癌有哪些症状

宫颈癌是妇科最常见的恶性肿瘤之一。早期宫颈癌常常无症状，也无明显体征，与慢性宫颈炎无明显区别。尤其是老年患者，由于宫颈已经萎缩，在检查中甚至看不到宫颈异常，癌症表现往往被掩盖。有些宫颈管癌患者，由于病灶位于宫颈管内，宫颈外观仍表现正常，容易被忽略而漏诊。但多数患者常会表现出一系列症状，因此，认真观察症状对宫颈癌的诊断有重大意义。

子宫颈癌的主要症状是阴道出血、阴道分泌物增多和疼痛等。具体表现与子宫颈癌的早晚期及类型有一定的关系。

①阴道分泌物增多：大多数宫颈癌患者有不同程度的阴道分泌物增多，呈白色或血性，随着癌瘤的发展，白带变混浊，如淘米水样或脓性白带，有特殊的恶臭味。

②阴道不规则流血：早期表现为少量血性白带及性交后阴道出血，老年患者则表现为绝经后阴道出血。阴道出血往往极不规则，一般是先少后多、时多时少。晚期癌肿可引起致命的大量阴道出血。年轻患者可表现为经期延长、周期缩短、经量增多等。

③疼痛或其他症状：晚期宫颈癌扩散至盆腔时可有腹部剧痛；侵犯膀胱时，可引起尿频、尿痛或血尿，甚至发生肾积水；同时引起腰酸腰痛；如两侧输尿管受压阻塞，则可引起尿闭及尿毒症；当癌肿向后蔓延压迫或侵犯直肠时，常有里急后重、便血或排便困难；晚期癌肿由于长期消耗可出现消瘦、发热、全身衰竭等现象。

怀疑患有宫颈癌时应做哪些检查

宫颈癌虽然发病率和死亡率都很高，但它属于可以早期发现的肿瘤。对宫颈癌在早期，甚至癌前病变时，就有可能做出确诊。

一旦出现症状或医生在普查时觉得可疑，可做全身及妇科常规检查，但最终确诊还需要做以下检查。

①子宫颈细胞学检查：对白带增多、阴道接触性出血的女性，可用简单易行、无痛苦的宫颈细胞刮片检查，95%的早期癌细胞都可以通过宫颈细胞刮片发现。

②阴道镜检查：凡宫颈细胞学检查为异常时，应立即进行阴道镜检查和碘试验，观察宫颈表现有无异型上皮或早期癌变，指示活检部位。

③宫颈和宫颈管活体组织检查：具体做法是在宫颈鳞—柱交界部的3点、6点、9点和12点处取四点活检。怀疑宫颈管内有病变时也应钳取。活体组织病理检查是诊断子宫颈癌的最可靠的依据，无论癌症早、晚期都必须通过活检确定诊断。

④其他辅助检查：为进一步了解癌瘤扩散、转移的部位和范围，应根据具体情况进行必要的全身检查和辅助检查。全身查体时，医生会注意观察骼窝、腹股沟及锁骨上淋巴结有无肿大、肾脏能否触及、肾区有无叩击痛等，以确定转移部位，然后进一步做胸部透视或摄片、膀胱镜、直肠镜、静脉肾盂造影、淋巴造影及同位素肾图检查及CT核磁共振、B超等。通过以上检查，不仅可以了解有无远处转移的病灶，而且可为制订治疗方案提供依据。

怎样预防宫颈癌

迄今为止，宫颈癌的病因尚无定论。医学界认为是多种因素共同作用的结果，早婚、早育、多产、宫颈柱状上皮异位、性交过频、经期性生活及男子阴茎包皮过长积存的污垢中致癌性物质的刺激以及性激素失调等，都是诱发宫颈癌的主要因素。同时还发现宫颈癌的发生与病毒感染有关。多个性伴或性伴有多个性伴、早期性行为、HIV感染者、患有其他性传播疾病者、正在接受免疫抑制剂治疗者、吸烟、毒瘾者、有过宫颈病变、宫颈癌、子宫内膜癌、阴道癌或外阴癌等病史者、低社会经济阶层等是导致宫颈癌的危险因素。近年来，年轻宫颈癌患者有明显上升趋势，其原因可能与人乳头瘤病毒感染（HPVI）增加有关。因此，就某种意义上而言，宫颈癌是一种感染性疾病。

那么，怎样预防宫颈癌呢？针对其发病因素，应该从以下几方面做起。

①不要早婚、早育和频繁生育子女。

②提倡健康卫生的性生活：性生活不要过于频繁，杜绝经期性交，性伙伴要稳定。这样既有利于家庭的和睦，又有利于夫妇双方的身体健康。过性生活时，一定要注意卫生，减少非正常性交对宫颈的刺激。

③防治妇科炎症：积极治疗宫颈癌前病变如慢性宫颈炎、宫颈柱状上皮异位对预防宫颈癌有重要意义。采用宫颈电烧、电烤、冷冻、激光治疗等治疗妇科炎症，一次性治愈率高。

同时应积极治疗性传播疾病，丈夫包皮过长时要及早手术治疗。

④定期检查：30岁以上的女性，要定期到医院进行宫颈刮片细胞学检查。一般情况下每年应检查1次。年轻女性每隔两年做1次妇科体检。对于有宫颈癌家族史的女性，定期检查尤为重要。宫颈癌由出现到癌变，一般需8～10年。只要你能够坚持普查，就能早期发现并获得良好的治疗机会。

子宫内膜癌

子宫内膜癌的常见原因是什么

子宫内膜癌是女性生殖道常见的三大恶性肿瘤（其他两种为宫颈癌和卵巢恶性肿瘤）之一，在我国，其发病率仅次于子宫颈癌。由于原发于子宫体部，又名为子宫体癌。此病大多数发生在更年期或绝经以后，50岁以上女性占80%以上。但近年来40～49岁女性发病率有明显增加趋势，欧美国家的发病率已占女性生殖器官恶性肿瘤的第一位，所以应引起中老年女性的警惕。

子宫内膜癌发展缓慢，在女性生殖器官恶性肿瘤中属疗效较好的一种。疗效和预后与发现早晚密切相关。早期发现、早期诊断对提高疗效、改善预后至关重要。这里着重介绍此病的发病原因、早期症状和确诊方法。

病因：本病确切病因尚不清楚，已知与下列因素有关：

①长期持续的雌激素刺激：此病多见于绝经晚期、子宫内膜增生过长（长期无排卵者）、多囊卵巢或功能性卵巢肿瘤患者，以及绝经后长期服用雌激素补充治疗的女性。这是由于雌激素长期作用于子宫，导致一系列不同程度的子宫内膜增生性改变。更年期女性如使用雌激素，其发生子宫内膜癌的相对危险会明显增高。

②体质因素：在子宫内膜癌患者中常出现肥胖、糖尿病、高血压三种疾病集于一身者，称为子宫体癌综合征。未婚、未孕、未产女性也易发生本病。

③遗传因素：长期高脂肪饮食与此病有一定关系。家庭中有肿瘤史、过多食入脂肪者，患此病的概率较高。

子宫内膜癌有哪些常见症状

早期患者可无明显症状，仅在普查或其他检查时偶然发现。一旦出现症状多表现为：

①阴道出血：多为不规则出血，量一般不多，大量出血者少见。绝经后的女性可表现为持续性或间歇性出血，尚未绝经者可表现为月经量增多、经期延长或经间期出血。

②阴道排液：早期白带增多，浆液性或浆液血性白带，晚期合并感染呈脓性或脓血性白带，有恶臭味。

③疼痛：一般不引起疼痛，在晚期，当癌瘤侵犯周围组织或压迫神经时出现下腹及腰骶部疼痛，并向下肢及足部放射。若病灶侵犯宫颈，堵塞宫颈管导致宫腔积脓时，可出现下腹胀痛及痉挛样疼痛。

④全身症状：晚期可伴全身症状，如贫血、恶病质、消瘦、发热及全身衰竭等。

确诊方法：此病的诊断主要根据病史、症状和体征，最终确诊须根据病理检查结果。

①妇科三合诊：是最基本的检查手段，子宫内膜癌早期在子宫无特殊表现，稍晚子宫增大而软。

②阴道脱落细胞学检查：吸取阴道分泌物做涂片寻找癌细胞。此方法可作为筛选检查使用。

③分段诊刮：用小刮匙环刮宫颈管再刮子宫内膜活检（分段内膜活检），取得的刮出物分瓶标记送病理检查，确诊率可达94%。如果有的女性经上述检查仍不能排除子宫内膜癌时，可进行全面刮宫，送做病理检查。

④宫腔内镜检查：可直视子宫内膜的变化，镜下确定可疑部位，取病灶的活组织送病理检查，能及早发现病变，避免常规诊刮的误诊。

⑤盆腔B超：可观察子宫内膜是否增厚，肌层是否有不规则的回声紊乱区。可在早期发现子宫内膜有无异常。

子宫内膜癌的治疗与预防

子宫内膜癌的治疗以手术、放射治疗为主，目前采用手术与放疗相结合的综合治疗手段。对年老、肥胖、合并心血管疾病而不能耐受手术的病人，可单独采用放射治疗。最终选择何种治疗方法，需要有经验的医生依据病人及病变的具体情况决定。

预防：

①保持正常的精神、心理状态，合理营养。

②及时治疗月经失调等疾病。

③正确掌握使用雌激素的指征，更年期女性使用雌激素替代治疗时，应在医生指导下加用孕激素，以对抗雌激素的作用。

④加强防癌意识，定期进行防癌检查。高危人群，尤其是更年期女性，月经紊乱或绝经后出现不规则阴道出血时，应及时去医院检查，首先排除子宫内膜癌，然后再根据情况做其他治疗。

哪些人应高度警惕子宫内膜癌

子宫内膜癌出现的症状有时不是很典型，下列人群要及时去医院检查，根据子宫内膜病理检查可做出早期诊断。

①绝经后阴道不规则出血或出现血性白带，在排除了宫颈癌或老年性阴道炎后，应高度怀疑子宫内膜癌。

②初潮提前而绝经延迟伴有不规则阴道出血，尤其是老年患者子宫及阴道均无明显萎缩现象者。

③阴道不规则出血而伴有高血压、糖尿病、肥胖、不孕或未产史者。

④年龄在40岁以上伴有阴道不规则流血，虽长期反复治疗仍不止血，或一度血止后复发者。

⑤年龄在40岁以下，但有长期子宫不正常出血，且有不孕症，经激素治疗不见好转者。

⑥子宫内膜腺囊性增生，或轻度腺瘤型增生、轻度非典型增生，经治疗好转以后又复发者。

⑦阴道持续性排液，呈血性或脓性，有异味者。

⑧阴道涂片或宫颈刮片发现恶性肿瘤，但反复宫颈活检病理报告均未发现异常者，应高度怀疑子宫内膜癌。

⑨长期使用雌激素后出现不正常的子宫出血者。

卵巢肿瘤

什么是卵巢肿瘤

卵巢肿瘤是女性生殖器常见肿瘤之一。卵巢肿瘤发病的原因与家族遗传有关，20%～25%的卵巢恶性肿瘤患者有家族史。环境污染、工业粉尘影响、内分泌、持续排卵等因素也会诱发卵巢肿瘤。卵巢囊性肿瘤多数为良性，实质性的多数为恶性。部分良性肿瘤有可能转化为恶性。良性肿瘤与恶性肿瘤的发病率之比约为9：1。

由于卵巢位于盆腔深部，不易触及，长了肿瘤很难知道，多在体检时意外发现，大多已不是早期。由于至今缺乏有效的诊断方法，所以卵巢恶性肿瘤一旦被发现后存活率较低，在20%～30%。可以说，卵巢恶性肿瘤已经成为严重威胁女性健康的疾病。那么，患有卵巢肿瘤会出现哪些症状呢？

①卵巢良性肿瘤：早期肿瘤较小，多无症状，也不容易摸到，往往在妇科检查时偶然发现。肿瘤增至中等大时，常感腹胀或触到肿块，块物边界清楚。可见到腹部隆起，触及块状物时活动度差。若肿瘤长至骨盆，腹腔即出现压迫症状。压迫输尿管可出现尿频；压迫肠腔可引起便秘；还可出现气急、心悸等症状。

②卵巢恶性肿瘤：卵巢恶性肿瘤即卵巢癌。卵巢癌患者可出现下腹不适感，伴消化不良、恶心。肿瘤若向周围组织浸润或压迫神经，可引起腹胀、腹痛、腰痛或下肢疼痛；若肿瘤长至骨盆，腹腔即出现压迫症状，如尿频、便秘；若压迫盆腔静脉，可出现下肢水肿。若为功能性肿瘤，可产生相应的雌激素或雄激素过多的症状，月经及内分泌紊乱。晚期时出现消瘦、严重贫血等恶病质现象。如果此时就诊，医生可通过体检发现一侧或双侧盆腔肿块，可扪及

肿大的浅表淋巴结，如腹股沟淋巴结、锁骨上淋巴结等。

再进一步做检查可以确诊。B型超声检查能显示盆腔肿块的部位、大小和质地；若做穿刺活检可最终明确诊断；腹腔镜检查可直接看到肿块的大体情况；肿瘤标记物测定、CT及核磁共振也可协助诊断。

卵巢肿瘤一经确诊，不论良、恶都要手术，不存在等待其自然消失的问题，况且术前良、恶的判定并不完全可靠。如怀疑为卵巢瘤样病变，可做短期保守治疗及观察。恶性肿瘤的治疗原则是以手术为主，加用化学治疗、放射治疗、内分泌治疗及生物治疗等综合治疗方法。

如何早期发现卵巢肿瘤

卵巢肿瘤早期多无明显不舒服的感觉，有的病人仅稍感腹胀。因卵巢位于盆腔，肿瘤不易被发现，等肿瘤已经长大，腹部隆起，或者肿瘤破裂，出现腹痛，这时已经到了晚期，难以治愈。所以，女性应该经常触摸自己的腹部，看有无包块存在。发现包块后，无论大小，是否疼痛，均应及时就医。

触摸的方法是，晨起，排空小便，平卧，双腿稍屈曲，从小腹部的一侧摸到另一侧，如发现包块是硬状异物即可疑为肿瘤。当然所查到的肿物需与盆腔炎性包块、结核性腹膜炎等相区别，最可靠的办法还是到妇科就诊，通过专业医生的检查和B超就可以早期发现盆腔的肿瘤。

35岁以上的女性应每年进行一次妇科检查，不要嫌麻烦。年轻女性如有下腹痛或下腹不适，月经异常，也要查查妇科，平时每两年做一次妇科体检，这样有了卵巢肿瘤就能及时发现了。

高危人群更应定期做妇科检查并做B超监测，常规查甲胎球蛋白。卵巢肿瘤的高危人群是：长期高胆固醇饮食者；接触电离辐射及石棉、滑石粉均能增加卵巢肿瘤的发病机会；吸烟及维生素A、维生素C、维生素E的缺乏也可能与发病有关。卵巢肿瘤多发生在未生产过的女性，妊娠对卵巢癌似有对抗作用。另外，乳腺癌、子宫内膜癌多并发卵巢癌；家族遗传对此病有一定影响，20%～25%卵巢癌患者的直系亲属中有癌瘤患者。

卵巢囊肿与卵巢肿瘤是一回事吗

卵巢囊肿是妇科常见病、多发病，发病率在已婚女性中居高不下。早期多表现为月经异常、经血过多，常伴有下腹疼痛、贫血等症，大多数在做妇科检查时才发现。

卵巢囊肿一般有两种情况：一是卵巢非赘生性囊肿。它包括卵泡囊肿、黄体囊肿、多囊卵巢、卵巢巧克力囊肿等，这些囊肿并不是肿瘤，体积也不大，直径很少超过5厘米。这些囊肿由于液体吸收或囊壁破裂，往往能自行消失，因此不需要做手术。观察几个月，常可发现行经后囊肿会缩小或消失。巧克力囊肿是因子宫内膜迁移到卵巢所致，每次行经时囊肿会因局部出血而增大，若囊肿较长或发生破裂时则需手术。二是卵巢良性肿瘤，也是妇科常见肿瘤，从幼女到老年均可发生。其种类繁多，临床表现也可多种多样，体积小的直径只有几厘米，大的可达10厘米以上，甚至腹部看似足月妊娠。良性卵巢肿瘤的唯一治疗方法是手术切除。

卵巢囊肿直径小于5厘米，可观察3～6个月，如继续增大，或囊肿直径虽小于5厘米，但为实性肿瘤，亦应手术切除。近年来，采用化痰祛湿、疏通气血的中药对消除囊肿可取得良好的效果，且囊肿消除后不易复发。

白领女性为何易患乳腺癌、卵巢癌

如今，薯条、炸鸡、汉堡是不少工作忙碌的白领女性充饥的快餐，野外烧烤也成了一道时尚美食。殊不知，在品尝美味、享受快乐的时刻，快餐中的致癌物质也悄悄地潜入了你的身体。

这是由于煎炸食品在制作过程中，会产生胆固醇氧化物等许多生物活性分解产物，它们具有很大的毒性作用，是癌瘤诱发剂。熏烤食品则会产生3，4−苯并芘，也是一种致癌物质。有调查显示，食用油炸烧烤食品的女性，患妇科癌症的机会大大增加，其发病率高于其他女性。国外那些以食用煎炸食品为主的地区的女性，乳癌的发病率也高于亚洲国家的女性。究其原因，是由于这类食品产生的活性物质与女性卵巢、乳腺、子宫组织具有亲和性，会增加患卵巢癌、乳腺癌的危险。防止这种情况发生的方法是，尽量少食油炸烧烤食品，更不要吃煎炸变黑的食品；烧烤也应选择电烤箱或无烟优质煤制作的食品。此外，日常生活中多吃些绿色蔬菜和水果，可以中和熏烤煎炸食物中的有害物质。

子宫肌瘤与癌

子宫肌瘤会恶变吗

子宫肌瘤是女性生殖器中最常见的一种良性肿瘤，也是人体最常见的肿瘤之一。其发病率随年龄增长而增高，多见于30～50岁的女性。子宫肌瘤可发生变性，大多数变性为良性，包括玻璃样变性、囊性变、红色变性，少数为恶性变，如肉瘤变。子宫肌瘤恶变为肉瘤的机会很少，国外报道其发生率为0.2%～1%，国内报道在0.5%左右。肌瘤的肉瘤样变性多发生在40～50岁，40岁以下者较少见。

肌瘤恶性变时，表现为短期内迅速增大，伴有阴道流血。因此，绝经期后肌瘤不缩小反而继续增大时，尤需警惕。浆膜下肌瘤或壁间肌瘤恶变穿过腹膜，可引起疼痛与粘连等症状。但有一些肌瘤恶变无任何临床症状，容易被忽视。为防止恶变和病情进一步发展，子宫肌瘤患者如有下列情况之一时，应考虑手术治疗。

①多发性，或子宫肌瘤过大，子宫超过两个半月妊娠大小，或有明显的压迫周围器官症状者。

②月经量过多致严重贫血者。

③妇科检查及辅助检查（如B超、CT等）提示可能发生病变者。

④短期内肌瘤生长迅速，药物控制无效，尤其是伴有阴道不规则流血者。

⑤绝经后子宫肌瘤仍有增大趋势者。

⑥怀疑合并其他妇科恶性肿瘤者。

⑦虽无恶变，但肌瘤引起不孕者、宫颈肌瘤、黏膜下有蒂肌瘤突出阴道口及肌瘤蒂扭转者或发生感染者，也应做手术治疗。

对于不需要手术治疗的患者，应严密观察。如果子宫肌瘤无症状，体积不大，可每3～6个月复查1次；年龄在40岁以上，出血量不多，做诊刮后无恶性病变，也可每3～6个月复查1次；肿瘤无明显变化，无出血或出血不严重者，待更年期后，肌瘤可自然萎缩。如月经量多而子宫肌瘤很小、无症状者，可采用GnRH激动剂和激素治疗，并每隔3～6个月复查1次；对肌瘤较小（3厘米以下）无临床症状者，可定期随诊，亦可采用中医药治疗，根据中医辨证，子宫肌瘤属于“石瘕”，因气血瘀滞和痰湿瘀阻而形成，治疗以软坚散结、活血化瘀为主，既治标又治本，远期疗效十分可靠。中成药可服用桂枝茯苓丸、宫瘤清胶囊或妇科回生丹。

切除子宫好不好

子宫是女性特有的器官，因为有了它，女性才拥有创造生命的神奇力量。但是长期以来，一些女性因为各种疾病不得不切除了子宫，这不仅对她们的身体造成很大伤害，同时也给她们带来极大的精神创伤。可以想象，失去子宫对一个年轻女性的打击有多沉重，失去子宫的女性，在过性生活时，甚至会产生严重的心理障碍。由于子宫位于阴道的顶端，是参与性兴奋的组成部分，子宫的缺失势必会影响术后性生活的质量。

不容置疑，当子宫病变威胁到人的生命时，就应该切除，如恶性肿瘤，或肌瘤太大引发诸多症状，严重影响身体健康时，也应考虑手术切除。但是有些女性的子宫在本来可以保留的情况下也被切除了，国外有调查指出，女性因良性肿瘤所做的子宫切除，有30%以上属于非必要性手术。为什么会出现这种现象呢？归结起来有以下几种原因：以往一直把子宫看作一个生殖器官，当完成了孕育生命的使命之后，就把它当成了无用之物；为了防止子宫恶性病变，把摘除子宫作为防癌的手段；医生的手术技巧和医院的医疗设备受到一定限制，一些能够切除良性肌瘤又能保全子宫的新技术、新设备尚未出现；对切除子宫给女性带来的精神创伤估计和重视不足；最后一点，也是最重要的一点，患者没有得到充分的知情选择的权利。

目前，对子宫肌瘤的手术治疗，越来越多的医生主张最大限度地在去除病灶的基础上保留子宫。在不切除子宫的情况下处理子宫肌瘤的手术方式有多种，每种方法各有其适应证，必须根据患者的具体情况而定。如采用介入栓塞疗法，截断肌瘤供血，迫使其萎缩，但此方法有一定副作用，其远期疗效也还不能肯定；再如手术剥除，其优点是可以保留子宫，但其复发率高，且肌瘤越多，复发率越高；在腹腔镜下摘除肌瘤，既可保留子宫，手术创伤又小，患者痛苦小，手术时间短，但是，如果肌瘤过大或位置不好，手术操作困难，或多发肌瘤，术中容易遗漏，导致复发；凝固刀是一种新启用的技术，可经阴道治疗，具有保全子宫的优点，但是，由于无病理结果，有误诊风险，术后复发风险较大，许多地区尚未实行。

你适合做哪种手术

这里将目前采用的方法介绍如下。

①肌瘤剔除术：年龄在45岁以下，或未生育过，输卵管通畅，肿瘤无恶变，应尽量做肌瘤剔除术，保留生育机能。手术方法有开腹手术、腹腔镜和宫腔镜手术。

开腹手术指标为：肌瘤较大，直径大于8厘米；月经过多，药物保守治疗无效；或有压迫症状；黏膜下肌瘤；肌瘤生长较快者。

近年来采用的腹腔镜下子宫肌瘤剔除术是一种新手术方法，具有损伤小、恢复快、术后腹部瘢痕小等优点，但需要好的手术技术和经验。缺点是使用腹腔镜观察毕竟不如开腹时直观看得清楚，小的肌瘤可能被遗漏。下列情况不宜进行腹腔镜肌瘤剔除术：多发子宫肌瘤；直径大于8厘米的肌瘤；子宫体积超过妊娠16周大小。如果术中发现肌瘤位置不好操作，术中出血多，缝合困难，还需改用开腹手术，如果可疑肌瘤恶变还需做子宫切除，对此要有心理准备。

目前还可采用宫腔镜手术切除子宫黏膜下肌瘤，这种手术具有不开刀、创伤小、手术时间短、出血少、痛苦轻、术后恢复快、近期并发症少等优点，有较高的安全性和有效性。手术适应证为：黏膜下肌瘤小于4厘米～5厘米；内突壁间肌瘤小于4厘米～5厘米；宫颈肌瘤小于3厘米～4厘米。

②介入疗法：这种微创新型手术是通过栓塞子宫动脉，使血液供应丰富的子宫肌瘤产生缺血，瘤体慢慢萎缩，病人的症状也逐渐减轻，直到消失。接受这种介入治疗的病人免受子宫切除的创伤之苦，可保留完整的子宫，提高了生活质量。禁忌证有：严重肝、肾功能障碍；严重心血管疾病；凝血机制障碍；对造影剂、麻药过敏。

③激光治疗：子宫黏膜下肌瘤逐渐长大之后可从宫颈突出于阴道内，很容易经阴道检查发现，可以采用激光治疗。宫颈肌瘤激光手术无须麻醉，术后使用消炎抗菌药物。

④凝固刀：此方法治疗子宫肌瘤是通过阴道这一自然通道，导入4～8支超导有温差电偶的超导针，在超导技术的引导下，对子宫肌瘤部位精确定位，超导针经微创介入至病灶中心部位，由计算机控制，准确监控超导头端周围组织的温度，旋即打开，释放巨能，精确控温，使病灶在热凝过程中脱水、凝固、缩小，之后在代谢过程中脱落或被吸收甚至消失，从而使子宫结构功能恢复正常。2厘米～8厘米的病灶可一次性治愈，巨大肌瘤可同期多次杀伤。该方法不出血、痛苦少、恢复快。同时该技术对治疗宫颈柱状上皮异位、功能性出血疗效也十分显著。目前这一技术已经引入我国，在北京、上海、广州、重庆等地实施。

对于不适合采用上述方法，症状明显而有恶变可能的患者就要做子宫切除术。子宫切除的适应证为子宫如妊娠10周及以上大小；出现尿频、便秘等压迫症状；月经量多，继发贫血；以及生长快，可疑恶变等情况。至于切除子宫时是否将正常的卵巢及输卵管一并切除，则需慎重。因为卵巢是维持女性特征的主要器官，切除两侧卵巢，则性激素的主要来源就没有了，由此可产生雌激素低落带来的系列症状和并发症，如围绝经期综合征、骨质疏松、脂代谢紊乱、心血管疾病发生率高、性器官萎缩、性功能衰退等。过去一直主张在切除子宫时将正常卵巢也一并切掉，以免去发生卵巢癌的危险。目前根据内分泌学的研究，50岁以内能保留卵巢者应予以保留，或者50岁以上未绝经者的正常卵巢也应保留。因为正常绝经后卵巢仍具有一定内分泌功能，可维持5～10年。子宫切除术时保留双侧正常卵巢，就意味着保留了正常的内分泌功能。但保留卵巢的同时也增加了一份风险，保留卵巢者其卵巢癌的发生率为0.15%。所以保留卵巢的患者，要定期到医院检查。当然，保留卵巢是在确认卵巢正常的情况下。

如果你因为疾病因素不得不切除了子宫也不必过于忧虑，因为保持女性特征的器官是卵巢而不是子宫，切除了子宫，卵巢还保留着，女性的内分泌功能就不会受影响。如果卵巢被切除，也无须担忧，因为卵巢一旦出现肿瘤就会威胁生命安全，所以必须切除，就如同得了胃癌要将胃切除、患直肠癌要将直肠切掉一样，这是普通人都能够理解的医学常识。子宫及卵巢切除的女性可以在医生的指导下进行激素补充治疗，有心理障碍或抑郁表现，要及时寻求心理医生的帮助，医生可以对患者进行性功能及性行为指导，避免发生性心理障碍。

外阴白斑

什么是外阴白斑

现在医学界把各种因素所致的外阴部皮肤和黏膜的不同程度的变白或粗糙萎缩的状态叫作外阴白斑。它的癌变率大约在10%，因此越来越受到重视。

外阴部皮肤为什么会变白呢？其原因至今还不清楚，但比较明显的是，当外阴皮肤发生某些疾病后，病区表皮过度角化，皮肤的黑色素细胞减少颜色就变白。其病因与全身性因素有关，如与糖尿病、内分泌紊乱有关。外阴的局部环境，如潮湿、热等物理刺激，都可诱发外阴白斑病。还有人认为与真皮内存在一种能抑制表皮细胞分裂与生长的激素有关。这种激素可以使局部结缔组织增生和代谢刺激物之间的平衡失调。

本病先发生于小阴唇内外侧及阴蒂，继而延及大阴唇内侧显示灰白色斑块，表面角化、粗糙，甚至有皲裂，伴浸润肥厚。临床表现为瘙痒剧烈，可持续数月乃至数年之久。这种瘙痒不分季节与昼夜，叫人难以忍受。如伴有滴虫性阴道炎或霉菌性阴道炎，瘙痒则加剧。晚期阴道口可挛缩狭窄，外阴、阴蒂萎缩，周围组织均失去弹性。

外阴白斑的治疗与预防

外阴白色病变分外阴鳞状上皮增生和硬化性苔藓。前者多见于50岁以下的中年女性，但亦可发生于老年期；后者可发生于包括幼女在内的任何年龄女性，以40岁左右发病率最高。两种类型在治疗上有区别。

外阴鳞状上皮增生，一般均主张采用皮质激素局部治疗，常用药物有肤轻松软膏、氢化可的松软膏等，每日涂擦局部3～4次以缓解瘙痒症状。当瘙痒基本控制后，即应停用高效类固醇制剂，改用作用轻微的氢化可的松软膏每日1～2次继续治疗。在局部涂药前可先温水坐浴，每次10～15分钟，1日2～3次，以暂时缓解瘙痒症状，并有利于药物的吸收。经过长期治疗后，增生变厚的皮肤方可明显改变，甚至有可能完全恢复正常。

硬化性苔藓的局部治疗，目前均认为丙酸睾酮局部涂擦是标准方法，但其疗效常因人而异，有的病变有所改善，但亦有无明显疗效者。若用丙酸睾酮后有局部男性化不良反应可停药观察，如症状仍较明显的可用黄体酮100毫克加入30克凡士林软膏中局部涂擦以替代。局部涂药最初1个月每日2次，继而每日1次共2个月，最后每周2次共用3个月，总计治疗时间以半年为期。凡瘙痒顽固、表面用药无效者可用曲安奈德混悬液皮下注射。

还可用中药银花、蛇床子、苦参、淫羊藿、白藓皮、覆盆子、白蒺藜等，水煎内服和外洗。内服抗组胺剂如氯苯那敏、氯雷他定，口服维生素A、B族维生素、维生素E等。

发现外阴皮肤变白、瘙痒、白带增多时，应及时检查，必要时做病理切片以明确诊断，即使检查结果为阴性，也要注意症状的发展，外阴瘙痒的程度是否增加，患者自己可通过照镜子观察白斑是否扩大，如有发展就做一次病理切片检查。组织病理上见棘细胞明显异形性向原位癌发展的趋势是女阴白斑病确切的手术适应证。

以上两种证型经内科治疗无效或有恶变趋势时需手术治疗，治疗方法有单纯外阴切除和激光治疗。

患有外阴白斑的女性要经常清洗外阴，保持干燥清洁，忌用肥皂或刺激性药物清洗外阴，不要食用辛辣或刺激性食物。衣着宜宽大，勤换洗，同时要注意穿用质地柔软的棉制品，不穿太紧的内裤，不穿通透性不好的化纤内裤，少吃易过敏食物。

第六章

其他妇科常见病

子宫内膜异位症

什么是子宫内膜异位症

女性大约有15%患有子宫内膜异位症。什么是子宫内膜异位症？子宫内膜异位症就是本该在子宫里的内膜跑到了其他部位，如卵巢、肠壁、子宫与直肠中间、子宫肌层等，甚至在鼻黏膜、肺部也能发现子宫内膜的影子。奇妙的是，不管是待在子宫里的内膜组织，还是流窜到子宫外面的内膜组织，都会接收性激素所发出的信号，出现增生——脱落（出血）——增生这样的周期。粘在卵巢、子宫肌层，甚至肠子上的内膜组织，到了剥落出血时，血液不像子宫内的经血可以顺着阴道排出，它们被关在腹腔里，无法排出，从而刺激了该部位的组织，引起疼痛。更可悲的是，这些无法排出的经血又通过体内的信息系统发出信号，使前列腺素增加，引起该部位的肌肉和子宫一起强烈收缩，这样的结果导致出现了下腹部多部位的疼痛，这就造成了令女性痛苦的痛经。

子宫的强烈收缩使子宫内的出血量增加，造成月经过多；盆腔内的子宫内膜反复出血，长期积聚，形成肿块，不但使痛经逐月加重，还会在性交时引起疼痛。如果内膜长在卵巢，就会影响到卵巢的功能，造成不孕。这些症状严重地影响着女性的生活质量和婚姻质量。

倘若子宫内膜生长在有出口的部位，还会出现不同部位的出血：子宫内膜生长在直肠可以在经期出现便血，在膀胱则引起尿血，在鼻腔则引起经期鼻出血，而在肺部会出现经期咯血。

那么许多人会有这样的疑问，子宫内膜为什么会“离家出走”呢？对此医学专家经过长期的研究提出了种种假说，其中最具有代表性的有以下两种观点。

一种是移植学说。这与经血倒灌有关。月经期间，一部分经血通过阴道排出，一部分则通过输卵管进到盆腔内。另外，人工流产手术或宫腔操作、剖宫产等子宫创伤因素，也会使子宫内膜随血液流到腹腔。这些漂流在外的子宫内膜在异地他乡定居下来，就形成了子宫内膜异位症。

另外，都市中骑自行车的女性愈来愈多，月经期间骑车，在经期剧烈地运动，会使腹肌收缩，腹压增加，造成经血倒流。女性中70%～90%有经血逆流的现象，但仅有1/3的人会发生痛经，这与内膜生长的位置和女性自身免疫力有关。

另一种是胚胎细胞化生学说。在胚胎时期，应该长在子宫内的细胞跑到了邻近的地方，它们也随着子宫内膜发生周期性变化，与子宫内膜一同脱落、出血。支持这种观点的事实是，子宫内膜异位有明显的遗传倾向，妈妈或姐妹有子宫内膜异位的女性，得这个疾病的机会比一般人高出7倍。

这些在胚胎时期就漂流在外的子宫内膜往往发育成熟较晚，也就是说，当十几岁出现月经时，在子宫外生长的内膜还不具备对性激素刺激发生反应的能力，通常在30多岁时才会发育成熟，且具备了接受性激素信号的能力，并呈现周期性变化。所以这些人并非在初潮时发生痛经，而是在初潮十几年以后才有痛经发生。

还有专家认为，子宫内膜的细胞可以随着血液和淋巴液转移到其他部位，就像得了肿瘤会出现血液或淋巴转移一样。这就可以解释为什么在鼻腔或肺部也会有子宫内膜生长了。

自体免疫失调也是子宫内膜细胞能在异地生根成长的重要因素。也就是说如果自身免疫功能正常的话，即使子宫内膜随经血流到腹腔，也不能扎根，而会被清除和吸收。而自身免疫方面的缺陷或失调，为子宫内膜在异地“定居”提供了机会和条件。

所以，女性的身体要有健全的免疫系统，才能有能力吞噬处理流窜在外的内膜组织。规律的生活、足够的休息和正确的饮食，能有效地提高免疫能力。调整生活中的压力，保持身心愉快也很重要，忧郁、沮丧会降低免疫能力。

子宫内膜异位症可以预防吗

子宫内膜异位症不仅可造成痛经、性交痛，还能导致不孕，治疗起来也颇费周折。那么，子宫内膜异位症能够预防吗？

其实，只要你在生活中注意以下问题，患子宫内膜异位症的可能就会大大降低。

①减少医源性创伤的机会：月经期间不要做妇科检查，人流最好不做或少做，月经过多者尽量不要用避孕环避孕。经前禁止做各种输卵管通畅试验，而宫颈冷冻、电烙、钳切和整形术也不宜在经前进行，而应在月经干净后2～5天实施。人流吸宫后亦不宜再用手挤压子宫。以上注意事项可以避免将破碎的子宫内膜残片带入损伤的组织中去，避免手术操作所引起的子宫内膜种植。

②预防高危因素：有异位症家族史者应定期做妇科检查，以便及时发现异位症，及早治疗。提倡晚婚，但宜适时生育。

③讲究经期卫生和性卫生：月经期尽量避免如登山、骑自行车、长跑等加重腹压的运动。要绝对禁止在经期过性生活，杜绝多个性伙伴。注意以上问题可以避免经血倒流。

④积极预防引起子宫内膜异位的疾病：及时发现处女膜闭锁、宫颈狭窄、生殖道梗阻及无阴道等畸形，一经确诊应及时进行手术矫治，以免月经血积瘀于子宫中并逆流进入输卵管和盆腔，导致子宫内膜异位症。

⑤口服避孕药：对不想怀孕的女性有预防子宫内膜异位症的作用，对已患病者也有减轻症状的作用。

⑥规律的体育运动：可以增强体质，提高人体免疫力，减少异位症的发生。

如何治疗子宫内膜异位症

治疗子宫内膜异位症原则上根据病人年龄、症状、病变部位与范围和对生育要求等不同情况，采取非手术或手术疗法。症状和病变严重又无生育要求者，可做根治性手术，将子宫切除；有生育要求症状较轻的病人，可先进行激素治疗；若病变较重，可在保留生育功能的基础上实施保守手术。

1.性激素疗法

抑制排卵、缓解症状，使异位子宫内膜萎缩退化，但肝功能异常和盆腔有较大包块而未诊断者均忌用性激素疗法。

①假孕疗法：长期口服大量高效孕激素，并辅以小量雌激素防止出血以造成类似妊娠的闭经，称为假孕疗法。方法是每日口服18-炔诺孕酮0.3毫克和炔雌醇0.03毫克，连续6～12个月，造成闭经。若出现突破性出血，可将药量增倍。需注意，避孕药内的雌激素可刺激子宫肌瘤长大，故有肌瘤者慎用。

②假绝经疗法：达那唑（具有轻度雄激素作用）每日口服400毫克，从月经第一日开始，持续服药6个月。若症状不缓解或不出现闭经，可加大剂量，每日600毫克～800毫克。偶尔有肝功过高者，宜及时停药并给予保肝治疗。

③高效孕激素疗法：每日口服甲羟孕酮20毫克～30毫克，连用6个月，或每两周肌内注射已酸黄体酮250毫克，共3个月，后改为每月肌内注射250毫克，共3～6个月。若出现突破性出血，可临时每日加服已烯雌酚0.25毫克或0.5毫克。用药期间亦应定期检查肝功。

④雄激素：甲睾酮5毫克每日舌下含服，连续3～6个月，可缓解症状，不抑制排卵。

⑤内美通（18-甲基三烯炔诺酮）：有较强的抗雌、孕激素作用。每次口服2.5毫克，每周2次，连续6个月，于月经第一日开始。服用此药的特点是不良反应轻，而且用药方便。

⑥促性腺激素释放激动剂：可导致卵巢分泌的性激素下降，出现暂时性绝经。长期用药可能引起骨质疏松。适用于更年期女性，尤其是合并子宫肌瘤者。

⑦米非司酮：为孕激素抑制剂，它可以使异位病灶萎缩。长期低剂量应用效果好。用法为每日10毫克，于月经第一日开始服用，连续服用6个月。此药不良反应小。此方法目前尚在试用阶段。

由于子宫内膜异位症常合并排卵功能障碍，造成不孕，对于有生育要求者，治疗期间可用人类绝经期促性腺激素或氯米芬促排卵，以帮助受孕。

2. 手术疗法

手术至今仍然是治疗子宫内膜异位症的主要手段之一，腹腔镜检查可以对其进行诊断，手术治疗适合于病情较重或疼痛严重而药物治疗无效者。

①保留生育功能手术：尽量切净内膜异位病灶，保留子宫和双侧或一侧卵巢。适用于年轻有生育要求而药物治疗无效者，术后50%～60%能怀孕。但疼痛复发率较高。

②保留卵巢功能手术：切除异位病灶的同时切除子宫，至少要保留部分卵巢，维持卵巢的内分泌功能，适用于45岁以下已生育有子女者。能根治痛经，术后异位症复发的机会很少。

③根治性手术：切除双侧附件及子宫和盆腔内所有内膜异位病灶。适用于近绝经期或虽年轻但病变严重的患者。

3. 放射治疗

适用于病情严重、手术有困难或不能耐受手术者，可用放射治疗破坏卵巢功能，使异位的内膜逐渐退化。

不孕症

女方不孕的常见原因

生育年龄的女性，婚后同居2年以上，有正常性生活又未采取避孕措施而不孕者，称原发不孕。曾经生育或流产后2年以上未再受孕，为继发不孕。婚后有过妊娠如流产、早产、死产但未能获活婴者，称为不育。然而，由于受现有医学检测手段的局限，对受精卵着床后早期流产还难以识别，有时无法严格区分到底是不能受孕还是早期造成的流产，所以“不育”一词使用不多。

对于不孕年限的规定我国为2年，1995年世界卫生组织将不孕期限缩短为1年，目的是早诊断、早治疗。也有学者认为女性30岁以后生育能力开始下降，若30岁以后结婚同居1年未怀孕，也应按不孕症治疗。

那么，不孕的原因是什么？总体来说，夫妇任何一方或双方，有全身性或性器官疾病者，均能导致不孕。女方不孕的主要原因有：

1. 不排卵

许多疾病可引起卵巢功能紊乱而导致不排卵：

①卵巢病变，如先天性卵巢发育不全症、多囊卵巢综合征、卵巢功能早衰、功能性卵巢肿瘤、卵巢子宫内膜异位囊肿等。

②下丘脑—垂体—卵巢功能紊乱，垂体肿瘤或瘢痕都可以引起卵巢功能失调而致不孕；精神因素如精神紧张或过度焦虑，对丘脑下部—脑垂体—卵巢轴会产生影响抑制排卵，从而引起无排卵型月经、月经稀少甚至闭经等。

③全身性疾病：全身性疾病如重度营养不良，或饮食中缺乏某些重要的营养因素，都可影响卵巢功能而引起不排卵；慢性疾病、代谢病，如甲状腺功

能低下或亢进、糖尿病、肾上腺功能紊乱等也能影响卵巢排卵而导致不孕。

2. 输卵管因素

这是不孕症最常见的因素。精子和卵子在输卵管相遇形成受精卵，在输卵管的蠕动下被运送到子宫腔内。任何影响输卵管这些功能的因素，均可导致不孕。如输卵管发育不全（过度细长弯曲、管壁肌收缩力减弱、纤毛运动及管壁蠕动功能丧失等），输卵管炎症（淋病、结核菌等）引起伞端闭锁或输卵管黏膜破坏使输卵管闭塞。此外，阑尾炎或产后、术后所引起的继发感染，均可导致输卵管阻塞而发生不孕。

3. 子宫因素

子宫先天畸形、子宫黏膜下肌瘤均可造成不孕或孕后流产；子宫内膜炎、内膜结核、内膜息肉、宫腔粘连或子宫内膜分泌反应不良等影响受精卵着床。

4. 宫颈因素

宫颈黏液对精子进入子宫腔有很大影响。如果患有慢性宫颈炎或雌激素水平低落，子宫颈黏液可变黏稠或含有大量白细胞，不利于精子的活动和通过，就会影响受孕。此外，子宫颈息肉或子宫颈肌瘤能堵塞子宫颈管，影响精子的通过，子宫颈口狭窄也可能是不孕的原因。

5. 阴道因素

阴道损伤后形成的粘连瘢痕型狭窄，或先天性无阴道、阴道横隔、处女膜无孔，都能影响性交并阻碍精子的进入。在有严重阴道炎症时，大量白细胞能吞噬精子，降低精子活动力，缩短其生存时间而影响受孕。

6. 其他原因不明性不孕

有些夫妇经全面检查未发现异常，也就是说双方均未查出与不孕有关的原因。这些原因不明性不孕症可能与下列因素有关：免疫因素，如女方血清中或宫颈黏液中含有抗精子抗体，使精子凝集而影响精子的活力；卵子不健全，虽有排卵而不能受孕；内分泌功能不足；黄素化未破裂卵泡，从基础体温曲线看似有排卵，但实际卵子并未排出而在卵泡内直接发生黄素化；子宫后倾；隐性流产；解脲脲原体感染等。

男方不育的常见原因

男性不育症的原因很多，归纳起来主要有四类。

1. 性功能正常性男性不育症

①精液异常因素：导致少精子、无精子的原因有隐睾、精索静脉曲张、染色体异常、不良生活习惯等因素，引起睾丸产生精子功能障碍、先天畸形或感染因素，如淋病、结核或非特异性感染造成的输精管道的阻塞等；某些全身因素慢性消耗性疾病如重症结核、肝炎等造成长期营养不良，酒精慢性中毒、药物中毒均可能抑制精子产生；垂体肿瘤引起功能减退可以阻碍精子的产生；内分泌功能障碍如肾上腺皮质功能亢进、甲状腺功能减退均影响睾丸内精子的产生。

②导致精子活力低下、减退、畸形率增加、顶体反应能力减弱等因素：如慢性前列腺炎、生殖系统结核、淋球菌感染、沙眼衣原体、解脲脲原体、人型支原体等非特异性感染等。

③精液不液化：主要是由于精囊分泌果糖的功能发生障碍。

以上因素，不会影响夫妻间正常的性生活，外观看上去没有什么异常，只是在医生的系统检查后才可以发现。

2. 性功能障碍性不育症

主要为精子不能正常进入女性生殖道，无法完成正常的精卵结合。常见的因素有心理性、血管性、内分泌性及其部分药物性等因素引起的性功能障碍，这些因素往往导致不能完成正常的性交，或阳痿，或早泄，或不射精，或逆行射精。此外，如果外生殖器损伤、缺损或畸形，也会影响性生活，造成男性不育症。

3. 遗传性疾病引起的男性不育症

有性染色体异常、常染色体畸变、减数分裂染色体异常等，一般表现为少精子或无精子，即使有精子发育也往往停滞于精母细胞水平，而不能继续分化为精子。这样的疾病，一般性功能属于正常，没有其他方面的明显异常。

4. 免疫性不育

也是颇为常见的不育因素，如男性抗精子抗体常常与精子膜表面结合而干扰精子在宫颈黏液中的运动方向，影响精子顶体反应，阻碍精子穿透卵子透明带的能力，导致不能形成受精卵。不仅如此，抗精子抗体阳性可以直接导致精子数量减少或质量低下，使精子丧失受精能力，出现有精子、有生育能力却不能使妻子受孕的现象。

外界因素可以引发不孕吗

除夫妻自身因素外，许多外界因素也可造成不孕不育。

①环境污染：水质、空气、食品污染可对生殖功能造成影响，还有电、磁、辐射、噪声污染，以及微波、红外线、紫外线、超声、X射线等。

②睾丸温度过高：温热对睾丸生精过程有抑制作用，如长期穿紧身衣裤、洗桑拿浴等，使阴囊温度过高，而影响生精功能。

③长期接触有毒、有害物质：如重金属铝、钴、铅等，以及棉酚、杀虫剂、除草剂、防腐剂等都可能对睾丸生精机能造成损害。

④营养不良、微量元素缺乏、维生素缺乏均可导致不育症。

⑤精神压力：正值生育年龄的男女，如果长期处于极大的压力之下，神经系统会抑制大脑垂体的功能，会使精子生成受阻或不排卵，在这种情况下，当然也就不容易怀孕。

⑥性知识缺乏：性交部位不对、性交不射精、性生活过频、固定时间性交（如把时间限制在周末或探亲时间）、经期性交造成感染或产生抗精子抗体等。

出现不孕应做哪些检查

患有不孕症的夫妇应该做下列检查，查明原因，对症治疗。

1. 女性检查

①全身检查：女性不孕症的检查，除了医生向患者询问病史，进行一般的体格检查和妇科检查外，大多数初步检查要化验血液常规，尿、便常规以及血沉、血型、胸部摄片等，以排除有无可以造成不孕的全身性疾病或其他部位疾病。此外，还需了解家族史、放射线、毒物接触史、烟酒嗜好等。

初诊怀疑有内分泌疾病时，需做相应的内分泌检查，如甲状腺、肾上腺皮质、胰岛功能等。怀疑为神经性疾病引起者，需做自主神经系统功能检查。

②生殖器一般检查：了解生殖器有无发育畸形、损伤、炎症、肿瘤、痛性结节等，并查白带有无炎症。

③排卵功能检查：检查阴道脱落细胞及宫颈黏液，垂体促性腺测定和基础体温测定了解卵巢、黄体功能是否正常以及排卵时间等。排卵功能有障碍的病人，还应做多种较复杂的试验检查，以明确原因。

④输卵管通畅检查：应在月经干净后到排卵日前做输卵管通液术或子宫、输卵管造影术，明确阻塞部位和子宫有无畸形、有无子宫黏膜下肌瘤以及子宫内膜和输卵管结核等病变。

⑤性交后试验：一般在排卵期进行，主要目的是检查精子是否能够穿过宫颈黏液而进入子宫，同时也可反映有无抗精子抗体或宫颈病变。具体方法为，试验前3日禁止性交，在排卵期性交，性交后2～8小时内取阴道后穹隆液检查有无活动精子，若有精子证明性交成功。然后取宫颈黏液，若宫颈黏液拉丝长，放在玻璃片上干燥后，形成典型羊齿状结晶，可以认为试验时间选择合适，再取宫颈黏液涂于玻璃片上检查。若每高倍视野有20个活动精子即为正常，少于20个提示精子与宫颈黏液不相容。

⑥了解子宫内膜发育程度：可在月经前期或月经来潮12小时内取子宫内膜做病理检查，进一步了解内分泌情况或其他内膜病变。若基础体温可疑及黄

体功能不全者，应测定尿中的孕二醇激素，以鉴别究竟是卵巢引起的黄体功能不全，还是子宫分泌期的子宫内膜功能不全。

⑦宫腔镜检查：了解子宫腔内情况，能发现宫腔粘连、黏膜下肌瘤、内膜息肉、子宫畸形等，对找出不孕症的原因有一定实用价值。如怀疑有子宫畸形与某些内分泌功能失调疾病（如多囊卵巢综合征），或者扪及盆腔内有肿块而需了解肿块与内生殖器的关系，可做盆腔充气造影或双重造影（在盆腔充气的同时做子宫输卵管造影）检查。

⑧宫颈黏液、精液相合试验：试验选在预测的排卵期，在玻璃片上放1滴新鲜精液，选取宫颈黏液1滴放在精液旁边，相距2毫米～3毫米，轻摇玻璃片使两滴液体互相靠近，在显微镜下观察精子穿透能力。若精子能穿过黏液并继续向前行进，表示精子活力及宫颈黏液性状正常，提示黏液中无抗精子抗体。

⑨腹腔镜检查：适于上述检查均正常者，仍未受孕，可做腹腔镜进一步了解盆腔情况，直接观察输卵管、子宫、卵巢有无病变或粘连。并可结合输卵管通液术（液体内加美兰，使之着色易于观察），于直视下确定输卵管是否通畅。此外，对卵巢表面、盆腔腹膜等处子宫内膜异位结节，可以做电凝破坏，对附件周围的粘连做锐性分离，必要时在病变处取活检。约有20%的患者通过腹腔镜可以发现术前未能诊断的病变。

⑩免疫功能检查：双方查抗精子抗体、抗弓形体抗体，女方查抗子宫内膜抗体、抗卵巢抗体等，男方查免疫抑制物等。

⑪染色体检查：有生殖不良史，如流产、早产、死产，畸形儿者，需做染色体检查。

不孕不育往往是男女双方多种因素影响的结果，必须通过男女双方全面检查找出原因，这是治疗不孕症的关键。由于女方的检查较男方复杂，所以在女方做系统检查前，应先检查男方。

2. 男性检查

①全身检查：询问病史，做体格检查和一般化验检查。

②检查外生殖器有无畸形或病变。

③精液检查：男性不育，很大部分是由于精液质量低下，所以精液常规是每个病人必须做的检查。正常精液量为2毫升～6毫升，pH值为7.2～7.5，在室温下放置20分钟完全液化，精子数＞6000万/毫升，活动数＞60%，异常精子＜20%，则认为有正常生育能力。若精子数为2000万/毫升～6000万/毫升，则生育能力差；若＜2000万/毫升，则生育力极差。

对于精液常规化验中发现的问题，有的需要进一步追查其原因，如精液中没有精子，就需做血液激素的测定或睾丸活组织检查，以了解睾丸生精功能的情况。对于怀疑有输精管阻塞的需做输精管造影，以了解有无阻塞、阻塞的程度和部位。

④血液激素测定：为判定睾丸功能不良的根本原因也需要做血液激素测定，以判定病变在睾丸本身，还是在下丘脑或脑垂体。

⑤生化检查：为判定附睾、前列腺、精囊的功能，则要做一系列的生化测定，选择各器官的代表性化学成分，如精囊的问题可以测定果糖，前列腺的问题要测定柠檬酸及酸性磷酸酶，附睾的问题要测定卡尼汀和甘油磷酸胆碱。

⑥免疫学检查：对于精液质量正常、女方也基本正常的病人，要做免疫学检查，以了解有没有发生自身抗精子抗体。

⑦染色体检查：对于性发育异常或妻子多次流产的病人，则需做染色体检查。

⑧精子的功能检查：如果各项检查都属正常，但还是不能使女方怀孕的话，就要考虑精子的功能是否有问题。除了做宫颈黏液的穿透试验及精子的运行试验，以了解精子能否穿过宫颈黏液，并在子宫输卵管内上行外，还可以做穿透仓鼠卵的试验。但因为这种试验手续比较烦琐，技术要求比较高，所以只用于试管婴儿前检测精子的功能或在科研中应用，平常门诊中应用得比较少。

此外，双方需做支原体、衣原体、弓形体等检查。

目前有哪些治疗不孕症的方法

通过对不孕症的检查，找出病因是治疗不孕症的关键。目前，对不孕症采取以下方法治疗。

①一般处理：有全身性疾病及慢性感染病灶，应积极治疗。了解性知识，掌握排卵期，于排卵前后性交，消除焦虑情绪和精神压力。

②治疗器质性疾病：若发现肿瘤应及时切除；生殖器畸形可施行手术给予矫正；有炎症要积极治疗，如滴虫、支原体、衣原体性阴道炎，盆腔炎等；宫颈炎采用药物治疗，尽量不用冷冻与激光等物理手段，以防瘢痕影响生育；若为宫颈口狭窄，可施行子宫颈管扩张术；有宫腔粘连者，可在宫腔镜直视下做粘连分解术，术后置避孕环隔开粘连面，并用雌、孕激素周期治疗2个月促进内膜增长，然后再取避孕环；盆腔粘连分解后，腹腔内置右旋糖苷及皮质激素以防再度粘连；宫内有异物或遗留环要及时取出；对子宫后位或偏位的可用腹腔镜或剖宫术同时行子宫圆韧带悬吊术，纠正子宫位置，以利于精子上游，恢复生殖功能；患有子宫内膜异位症要积极治疗，以利于怀孕。

③输卵管慢性炎症及阻塞的治疗：输卵管因素占不孕症的七成以上。输卵管慢性炎症及阻塞的治疗方法比较多，主要有以下几种。

- 输卵管内注射药液：采用宫腔镜下插管通水，将含有解痉、抗感染、防粘连成分的生理盐水溶液注入输卵管，加压疏通，效果安全可靠。此注射于月经干净后2～3日始，每周2次，直到排卵期前。可连用2～3个周期。但输卵管间质部炎症及阻塞不适用。

- 中药可用活血化瘀散结、清热解毒药物口服、灌肠、腹部外敷。

- 输卵管整形术：输卵管阻塞经保守治疗无效者，可根据子宫输卵管碘油造影结果，根据阻塞不同部位，做输卵管整形术。手术方法可分为5种：输卵管周围粘连分解术、输卵管伞端成形术、输卵管造口术、输卵管吻合术和输卵管宫角植入术。但输卵管长度短于5厘米，年龄大于40岁，有急性或亚急性、淋菌性、结核性盆腔炎和脓肿者，为手术禁忌。在这种输卵管整形手术中，以输卵管吻合术及输卵管周围粘连分解术的成功率较高，而且大多数患者会在术后1年内成功怀孕。但若是输卵管伞端功能已遭破坏或合并输卵管积水，手术治疗的成功率很低，利用试管婴儿技术来怀孕会是较好的选择。

④恢复卵巢功能，促进排卵：使用促排卵药物氯米芬或促性腺激素可诱

发排卵。对有卵巢病变者可通过腹腔镜或剖腹手术对卵巢周围粘连进行分解及卵巢穿刺、活检、楔形切除、卵巢肿瘤剥出等。

⑤促进或补充黄体功能：于月经周期第15天开始每日肌肉注射hCG（人绒毛膜促性腺激素）1000单位或使用黄体酮。

⑥改善宫颈黏液：于月经周期第5～15天，口服已烯雌酚0.25毫克，可使宫颈黏液变稀，利于精子通过。

⑦免疫性不孕的治疗：对于抗精子抗体阳性的治疗，目前采用的方法是用泼尼松等肾上腺皮质激素抑制免疫反应。女性可以坚持使用避孕套3～6个月，避免女性生殖道与精子接触，待体内抗精子抗体的滴度下降或消失后再停用避孕套性交，才有可能怀孕。目前中医治疗免疫性不孕也有一定效果。主要药物有抑抗宁、还精煎等。以上疗法均无效者可做宫腔内人工授精。

⑧医疗助孕技术：

• 人工授精：用人工方法将男性精液注入女性生殖道内（宫颈管内或子宫腔内），使女性得以妊娠的一种方法。根据所选用的精液来源不同，分为丈夫精液人工授精（AIH）和供精者精液人工授精（AID）。前者适用于男方患性功能障碍（阳痿、尿道下裂、性交后试验异常经治疗仍无显效者），女方宫颈狭窄、宫颈黏液有抗精子抗体、精子不能穿过；后者适用于男方无精子症、男方携有不良遗传因子（白化病、家族性黑蒙性痴呆等）；女方Rh阴性、男方Rh阳性，多次妊娠均因新生儿溶血症死亡，可选Rh阴性男性精液进行人工授精。但AID已造成后代的近亲结婚和遗传性疾病的传播，应谨慎使用。

• 体外授精与胚泡移植（IVF和ET）：试管婴儿。从女性体内取出卵子，放入试管内培养一阶段与精子受精后，发育成8～16个细胞胚泡时，再移植到女性子宫内使其着床发育成胎儿。主要适用于输卵管性不孕，如输卵管阻塞严重不宜做成形术或输卵管切除术后。采用该项技术的条件是：女方年龄小于40岁，身体健康且能妊娠；女方子宫腔基本正常，子宫内膜有生理性周期变化；男女双方无精神病史；盆腔有炎症粘连者应做腹腔镜检查，至少有一侧卵巢可达到采卵的进路。

• 配子输卵管内移植：适用于输卵管正常的患者，即经手术实现，将培养液中的卵子与经过处理的精子一起注入双侧输卵管内，无须实验室培养。

● 宫腔配子移植：适用于输卵管异常的患者。将成熟卵子及洗涤优选精子送入宫腔内，直接将配子移植宫腔内使之受精、着床。

● 显微注射授精技术：在试管婴儿基础上发展起来的显微授精技术，是通过透明带切口将精子引入透明带下或直接将精子引入卵母细胞胞浆内来提高授精率的一种新技术。由于此方法仅需一条活精子即可使一个卵母细胞受精，因此成为严重男性因素不育症如少精、弱精、畸形精、完全不活动精子、阻塞性无精症以及免疫性不孕不育的最有效的治疗方法。

以上各种治疗可引起的并发症有：各种手术均有出血感染的可能，子宫腔内手术可造成损伤与粘连；输卵管整形术可再次阻塞与粘连，且术后应注意宫外孕的发生。腹腔镜手术的严重并发症有出血、脏器损伤、气栓、心脏停滞、电凝伤等。药物诱发排卵可造成卵巢过度刺激征，临床表现有胃肠不适、腹水、胸水、少尿、卵巢异常增大等，严重者可危及生命。此外，氯米芬诱发排卵有引起多胎妊娠的不良反应。

更年期综合征

谁拿走了上帝的礼物

或许是出于对女性的偏爱，上帝给了女性一份特殊的礼物：能够孕育生命的子宫和女性激素分泌系统。由于有了它，女性成了生命的摇篮，伴随着性激素的分泌，女性拥有细嫩的肌肤和温柔的性情；在每一个排卵的日子里，女性思维活跃、精力充沛，在异性面前充满活力和自信。而每月一次的月经，刺激了女性身体里的循环和免疫系统，使女性比男性具有更强的抗病能力；雌激素更犹如一道屏障，把那些危害人类健康的心血管疾病、糖尿病等拒之门外。

然而，随着岁月的流逝，你会在不经意中发现，皮肤慢慢变得干燥，皱纹爬上了眼角；月经乱了，脾气坏了。这时候，你不得不面对一个不愿接受的事实：上帝的礼物就这么多，你已经把它用完。失落的你，将怎样走出黄昏时刻的荒芜？

女性一般在40岁以后进入围绝经期，也就是更年期的前奏，这时卵巢功能开始逐步衰退，经过10年左右，也就是50岁左右出现绝经，绝经后10年左右，卵巢的功能几乎完全消失，所以从40岁到60岁这20年可以算为更年期的全过程。更年期是人体由成熟走向衰老的过渡阶段，这是不以人的意志为转移的生理现象，对人类而言，更年期是进入老年阶段的开始。

更年期最突出的表现是性腺功能的变化，这时候性激素分泌开始减少，由于我们的身体对激素的变化非常敏感，所以这一变化会引起体内多脏器的功能失调。首先出现的是神经、精神活动的稳定性减弱，以致出现情绪波动，感情多变，并可诱发多种疾病。如果你首先出现了潮热汗出、烦躁、易激动，并伴有月经紊乱，继而出现多个系统的症状，也就是常言说的哪儿都不舒服，那么你应该注意是否进入了更年期。一旦进入更年期，你应该开始更年期保健。

更年期综合征有哪些表现

月经曾带给我们那么多烦恼，然而，当卵巢功能减退，月经渐渐减少以至于紊乱最后消失的时候，我们的身体会因不适应这一变化而出现一系列症状。一个女性身上大约有400个部位的组织和器官接受雌激素的刺激，当雌激素减少时，这些部位就会因代谢上的变化而出现一系列的改变。所以，在更年期，女性会出现全身的不适症状。

处在更年期的女性80%会有症状，其中严重者占10%～15%，除内分泌因素外，其发生、发展还受神经类型、性格、环境、精神状态等因素的影响。一般症状持续1～2年，有时可长达5～10年。更年期综合征的主要表现有：

①潮热为典型的症状，发自胸部，涌向颈、面部的阵阵热浪，皮肤随之潮红，汗出而热退，又有畏寒感，还可伴有头晕心悸。发作持续数秒至数十秒，每日发作数次或数十次，严重者可影响生活和工作。它与血管收缩失调有关。

②心悸、胸闷、胸痛、血压波动也较常见。

③激动、易热、失眠、疲倦、抑郁、惊恐、注意力不集中或记忆力减退等。

④其他表现有性欲减退、阴道干涩、口渴、多饮或皮肤有异常感觉等。

鉴于更年期综合征的症状与多种内科疾病酷似，一旦发生，应主动就医以排除相关疾病，然后开始更年期保健。

什么是雌激素补充治疗

科学家发现，绝经后女性身体及心理的改变都与雌激素缺乏有关，医生主张用补充雌激素的方法来改善更年期综合征并预防有关女性的一些老年性疾病，如骨质疏松症、心血管疾病等。

1932年Geist和Spielman首先采用雌激素制剂防治更年期综合征。由于多数情况下需加用孕激素，故也统称为激素补充治疗（HRT）。30余年来的临床实践及研究证明，它的主要益处是：

①调整绝经过渡期已紊乱的月经周期。

②减轻或根除由雌激素低落引起的各种症状，如潮热、出汗等，减轻泌尿生殖道萎缩，增强局部抵抗力，减少感染概率，提高生活质量。

③减少绝经后近期及远期因雌激素水平低落而引起的骨量过度丢失，防止或延缓骨质疏松症的发生。有报道说，补充治疗6年以上，腕骨或髋骨骨折的发生率可减少50%以上，椎骨骨折的发生率减少90%。服用雌激素的女性共济协调功能较好，不易于摔倒，这也是骨折减少的原因之一。孕激素对保持骨量也能起到有益的作用。

④改善血浆脂蛋白的组分，增加血高密度脂蛋白胆固醇浓度，降低血总胆固醇及低密度脂蛋白胆固醇水平。血高密度脂蛋白胆固醇升高10毫克/升，心血管病的危险减少3%～5%，低密度脂蛋白胆固醇降低10毫克/升，心血管病的危险减少2%。

⑤作用于血管壁，保护血管内皮细胞。研究证明，激素补充治疗可抑制动脉壁粥样硬化斑块的形成，或缩小粥样硬化斑块的体积，还可调节血管活性物质的形成，抑制血管平滑肌的收缩及增殖，从而扩张血管，改善心肌血液供给及功能。大量流行病学的研究显示，采用天然雌激素补充的绝经后女性，发生缺血性心脏病的危险性降低35%～45%。心肌梗死的危险性减少50%，已有冠心病的女性采用激素补充治疗收益更大。

⑥近年来有报道说，补充雌激素可改善绝经后女性的认知功能，减少或延迟老年性痴呆症的发生。改善睡眠及大脑功能，提高情绪，调整心理，增强体力，提高生活质量及工作效率。

⑦增加皮肤（主要是真皮）的厚度及血液供应，有利于美容。

雌激素补充治疗对绝经期女性的身心健康确有非常显著的疗效，运用雌激素补充治疗是否就有利无弊呢？不是的。关于雌、孕激素补充治疗与乳腺癌的发生是否有关的问题，是医学家一直关注的。目前多数学者的观点是，短期激素补充治疗不增加乳腺癌发生的危险性，但疗程长于5年时，或年龄大于60岁者，乳腺癌的发生率略有上升。有关报道认为，饮酒、有乳腺癌家族史（母亲或姐妹有乳癌）、肥胖、有乳腺增生的女性，乳腺癌发生的危险性增高。

此外，在使用激素补充治疗的过程中，还可能出现一些症状，如阴道流血，绝经后子宫内膜受一定量的雌、孕激素刺激后，仍会增殖及脱落出血，尤其在采用序贯方案时每月皆有规则出血。有时，剂量配伍不够妥当，也可能出现不规则出血，这对绝经后女性可能是个负担；另外，使用剂量不合适时，可能出现乳房胀痛、水肿、头痛、乏力、困倦、情绪不稳定、恶心、腹胀、体重增加等不适。

更年期应如何保健

女性一旦进入更年期，就应该开始更年期保健。更年期生活起居安排得合理与否，与身心健康有着颇为密切的关系。

充分合理的睡眠，对于更年期女人的身体健康来讲，显得十分重要。更年期以后，许多人睡眠浅而短，稍有动静就醒来，醒后又难以再入睡，白天精力不集中，容易疲倦等，只得靠睡前服用镇静安眠药，但由于老年人肝脏解毒及肾脏排泄功能均减退，药物容易在体内蓄积，产生不良反应。这里介绍一种能够改善睡眠的自然疗法：躺下以后，平心静气，排除杂念。然后闭目，默念松静，逐步松弛全身肌肉，使身心自然、轻松、舒适，再似有似无地意守丹田或涌泉穴，不可太用心，这样既可催眠，又能强身健体，有望早日摆脱失眠。有人总结了更年期女性在睡眠方面的几个禁忌：一忌临睡前进食。临睡前吃东西，胃肠、肝、脾等器官就会忙碌起来，这不仅加重了它们的负担，也使其他器官得不到充分休息。大脑皮层主管消化系统的功能区也会兴奋起来，入睡后易做噩梦。二忌睡前用脑。有些人有在晚上工作和学习的习惯，这就使大脑处于兴奋状态，即使躺在床上，也难以入睡，时间长了，容易导致失眠症。三忌睡前激动。人的喜怒哀乐，都容易引起神经中枢的兴奋或紊乱，使人难以入睡，造成失眠。因此，睡前要尽量避免大喜大怒或忧思恼怒，不要看太惊险的电视节目，以情绪平稳为好。四忌对灯而睡。人睡着时，眼睛虽然闭着，但仍能感到光亮。如果对灯而睡，灯光会扰乱人体内的自然平衡，致使人的体温、心跳、血压变得不协调，从而使人感到心神不安，难以入睡，即使睡着，也容易惊醒。

环境与人的关系十分密切，比如温和晴朗的天气、清新的空气、赏心悦目的生活环境可使人心情愉快、身心舒畅、健康长寿。在现实生活中，人们发现大海、森林等风景宜人的地方多是老寿星聚集之处。由于更年期心理上的剧烈变化，对外界环境的适应有不同程度的降低，喜欢安静怕吵闹，喜欢舒适整洁，讨厌杂乱无章。因此，若有条件宜到山区、海滨、江边，选择安静优美的居住场所。平时尽量使住房达到通风好、采光好、温度和湿度适宜，房屋陈设应简单、整洁、舒适、大方，还可以养些花草，使自己生活在一个舒适优美的环境之中。

进入更年期后，饮食保健非常重要，潮热出汗是困扰更年期女性的主要症状，中医认为本病多是阴虚内热、虚阳上亢、津液不固所致。水果质润，富含液汁，多具有补虚、养阴生津、除烦、消食开胃等功能，经常适量食用可以滋阴降火、生津止渴、补虚扶正，增强人体抵抗力。潮热汗出的病人宜食清凉、养阴生津类蔬菜水果，如西瓜、梨、芦柑、橙、苹果、柿子、丝瓜、百合、西红柿、鲜藕、银耳、莲子等，忌食辛辣刺激、上火之品。还应选用一些具有养心安神作用的食物，有助于改善神经系统功能和心血管系统功能，以减轻和改善神经和心血管方面的症状。具有这类作用的食物主要有：猪心、牛心、山药、核桃、红枣、桂圆、桑葚、茯苓、葵花子、莲子、小麦、蜂蜜、百合等。钙的摄入对防治骨质疏松症也是很重要的。女性绝经后，每天需摄入钙800毫克才能维持体钙，但是要预防及治疗本病每天需摄入钙1500毫克。含钙的食物主要有牛奶、瘦肉、鱼及绿叶蔬菜等。

平衡膳食是更年期饮食应遵循的原则，一日三餐中应注意饮食的多样化。为保证无机盐及各种维生素、微量元素的供给充足，应注意选用粗粮、薯类、乳类、蛋类、瘦肉类、海产品等食物，特别是新鲜蔬菜和水果更是每天不可不吃的天然保健食品。

中医调理在更年期保健中的作用不可忽视。女性一生中历经月经、孕期、分娩、哺乳，数伤于血，常处于阴不足、阳有余的状态，所以临床表现以肾阴虚损为多。中医治疗更年期综合征主要以补益肝肾、调节阴阳为主。治疗潮热汗出为主的药物有更年安、更年平、坤宝丸和六味地黄丸等。若表现为阳虚怕冷、水肿尿频等可服用补肾宁、金匮肾气丸或右归丸。此外，针灸、按摩等对缓解神经、精神紧张的状态亦有帮助。

更年期女性如何保持心理健康

进入更年期的女性不是凋谢的花朵，如同女性能够创造生命一样，那种神圣的母性之美，能伴随女性的一生。通过更年期保健，你能拥有更美好的人生，这就是中年女性比未婚女孩更具成熟美、有光彩、有魅力的原因所在。

更年期女性要维护好自己的心理健康。乐观的情绪、愉快的心境、温馨舒适的环境以及适度的运动等，都有利于减轻更年期的不良反应。具体做法包括以下几个方面。

淡漠荣辱。人生有期待也有失望，有荣耀也有屈辱，不要计较个人得失，做到受宠不惊，受屈坦然。与人相处不要过于计较面子，争得面红耳赤、异常激动时，可暂时让步，或从争执现场退出。

淡化年龄。年龄的增长容易使女性产生恐惧心理，这种情感的变化和坐待人生结束的心态，会给自身健康蒙上阴影，对身体产生消极影响。

淡忘形体。庄子说“养老者忘形”，善于修身养性的人应忘却自己衰老形体的存在。能抽出一定的时间来参加娱乐活动，是消除心理压力的最好办法。娱乐的方式并不重要，最重要的是保持健康，让心情舒畅。

淡薄情怀。淡然喜怒哀乐之事，使神情超脱。不要过于苛求他人，避免紧张的人际关系。管事情不要多。心理学家发现，忧虑、精神崩溃等疾病，是由于患者面对很多急需处理的事情，精神压力太大而引起的。要减少自己的精神负担，以免弄得心力俱疲。

淡水交友。“君子之交淡如水”。交一两个知己，讲出你感到焦虑的事，不要闷在心里。把所有的抑郁都埋藏在心底，只会使自己郁郁寡欢。如果把内心的烦恼告诉你的知心朋友，心情就会顿觉舒畅，这有助于消除失落感、孤独感和寂寞感，使生活更充实、更美好。

如何治疗更年期功血

正常情况下，子宫受雌、孕激素的刺激，可以有正常的月经。到了更年期，卵巢功能开始衰退，孕激素提前“退休”了，而雌激素还要继续工作一段时间，子宫内膜受一种激素的影响，照样可以来月经，然而这不是正常的月经，不那么有规律，经量时多时少，间隔时长时短。大部分人在经历了一段不规律的月经之后，来月经的间隔越来越长，月经量越来越少，经期逐渐缩短，最后逐渐绝经，这样就稳稳当当地度过了更年期。而个别人在相当长的一段时间内月经周期紊乱，经血量多，经期延长，这种情况称为更年期功能失调性子宫出血，简称“功血”。一旦发生“功血”，失血量较多，必须及早就医。

对于更年期功血的治疗，目前广泛使用性激素止血。通过性激素作用，使内膜生长修复或使其全部脱落后重新修复而止血。

补充孕激素可抑制子宫内膜的过度增长，使子宫内膜呈分泌期改变后脱落止血。出血不多者，每日用黄体酮10毫克～20毫克，多能在2～3天止血。出血时间长，失血多，需延长治疗时间，可口服较大量人工合成孕激素，止血后逐渐减量。停药后数日内，可出现少量撤药性出血。以后用雌—孕激素序贯疗法或联合用药等方法以调整月经周期。

另可用雄激素治疗，雄激素有拮抗雌激素的作用，但雄激素一般不能单独用以止血，可和孕激素联合应用，以弥补单一用药的缺陷及增强疗效，有时还可减少撤药性出血。雄激素每月总量不超过300毫克，以免产生不良反应，如毛发增多、痤疮、声音嘶哑等。

若治疗无效又不宜全切子宫者，可做子宫内膜破坏性手术；可疑有恶性病变，或超过55岁的患者，可考虑手术切除子宫。

子宫脱垂

盆腔器官脱垂与子宫脱垂

女性的盆腔里有子宫、阴道、肠道和膀胱。维持女性盆腔器官的正常位置，需要盆底肌肉、韧带和筋膜共同组成一个强有力的“托”来支撑。盆腔器官脱垂就是盆底组织薄弱造成盆腔器官下降、器官位置及功能发生异常。主要症状是阴道口组织物脱出，可伴有排尿、排便和性功能障碍，不同程度地影响患者的生活质量。该病是中老年女性的常见疾病，与压力性尿失禁一样，都属于盆底功能障碍性疾病。

根据脱垂的部位，盆腔器官脱垂可以分为子宫脱垂、阴道穹隆脱垂、阴道前壁膨出、阴道后壁膨出及子宫直肠窝疝等。许多患者同时有多个部位的脱垂。

盆腔器官的脱垂程度一般划分为轻、中、重度，或者Ⅰ、Ⅱ、Ⅲ、Ⅳ度。

对于盆腔器官脱垂的处理，可以分为随诊观察、非手术治疗和手术治疗。

以下主要介绍子宫脱垂。正常子宫位于骨盆中部，子宫体向前倾，与子宫形成一个钝角，在膀胱空虚的情况下，在站立时子宫体呈水平位，约在耻骨联合上缘下一横指；子宫颈外口稍高于坐骨棘水平，子宫颈内口约在坐骨棘间径上2.5厘米水平面处。若子宫从盆腔正常位置沿阴道向下移位，子宫颈外口下降到坐骨棘水平以下，甚至连同子宫体一起脱出阴道口外，称为子宫脱垂。常伴发阴道前、后壁膨出。

子宫为什么会脱垂

子宫脱垂的常见原因是：

①分娩损伤：分娩损伤为子宫脱垂最主要的病因。分娩时损伤了子宫支持组织（盆腔内筋膜）及提肛肌则可导致子宫脱垂。分娩过程中经阴道手术助产或第二产程延长者，盆底肌、筋膜及子宫韧带过度伸展，张力降低，加之产妇过早、过重体力劳动，或产时裂伤修复不当，削弱了盆底的正常功能，容易导致子宫脱垂的发生。多次分娩也是子宫脱垂的病因。

②卵巢功能减退：临床上常可见绝经后的女性发生子宫脱垂，有些女性产后有轻度脱垂，到了更年期或绝经以后脱垂程度明显，病症加重，这与绝经期女性卵巢功能减退有关。绝经后雌激素减少或缺乏，盆腔筋膜等支持结构产生退行性变，组织变得薄弱、松弛甚至萎缩，加上老年女性肌张力下降，从而发生子宫脱垂，有时甚至伴尿道脱垂及压力性尿失禁。

③年轻产妇在产后长期哺乳使卵巢功能暂时下降，也可使子宫支持结构的弹性、紧张力减弱而松弛，这也是促使子宫脱垂发生的因素之一。

④腹腔内压力增加：长期从事重体力劳动，长期站立或负重，产褥期长期慢性咳嗽，排便困难，经常超重负荷或蹲位劳动及做家务等，均可使腹腔内压力增加，是促使子宫脱垂发生或加重的重要因素。

⑤先天发育异常：先天性发育较差，组织薄弱并缺乏紧张力，不能耐受一般体力劳动及抵抗腹腔内压增加所致。这些患者常伴有隐性脊柱裂，由于发育畸形，使骨盆底神经分布发生障碍而导致子宫脱垂。

子宫脱垂的常见症状有哪些

子宫脱垂的常见症状有：

①阴道内脱出块状物：轻度子宫脱垂宫颈还位于阴道内，未被注意，若久站、久蹲或大便用力后则子宫脱出阴道口外，经平卧及休息后能自动回纳。随着时间的推移块状物越来越大，变得不能自行回缩，需用手回纳，更严重

者，则无法回纳。脱出的子宫及阴道壁使人行走时极为不适，少数严重者甚至无法活动。

②下坠感及腰背酸痛：宫旁组织及子宫骶韧带下垂引起盆腔瘀血可致腰背酸痛，盆腔内有物下坠则引起下腹、阴道、外阴的坠胀感。

③阴道分泌物增加：脱垂的子宫、宫颈或膨出的阴道壁暴露在外阴，日久局部组织因摩擦刺激而增厚，黏膜上皮角化，循环及营养障碍从而发生充血、水肿、糜烂、溃疡、继发感染等，致使分泌物增加，甚至呈脓性，有时带血。

④泌尿系统症状：子宫脱垂常伴有膀胱膨出，故可发生排尿困难、尿潴留，经常有残余尿，引起膀胱感染则发生尿频、尿急、尿痛等症状，有时感染甚至损害肾脏，引起肾盂肾炎，表现为肾区疼痛、腰痛等。

⑤子宫脱垂还可引起压力性尿失禁：这是由于膀胱底部受损，膀胱颈及尿道组织松弛，每于咳嗽、打喷嚏等腹压增加时，小便则不由自主地从尿道溢出，甚至有时行走时小便也能溢出。经常尿湿刺激外阴还可发生红肿痒痛的外阴炎症。

⑥大便困难：重度直肠膨出时可有小腹下坠感、腰酸、便秘、肠胀气及大便困难。

⑦月经变化：生育期女性由于子宫脱垂后局部血循环障碍，子宫肥大，卵巢也往往增大下垂，故发生月经失调。

根据子宫脱出的程度，临床常分为Ⅰ度、Ⅱ度和Ⅲ度。

Ⅰ度子宫脱垂：子宫下移，子宫颈达到或超过处女膜缘，于阴道口即可见到。

Ⅱ度子宫脱垂：子宫颈或部分宫体已脱出阴道外口。

Ⅲ度子宫脱垂：子宫颈及全部宫体脱出阴道外口。

如何治疗子宫脱垂

子宫脱垂的西医治疗包括：

①对Ⅰ度子宫脱垂者，可加强营养，避免重体力劳动，经常做会阴运

动，促进盆底肌肉张力恢复。

②放置子宫托：子宫托是一种支持子宫和阴道壁并使其维持在阴道内不脱出的工具，适合于Ⅰ度、Ⅱ度子宫脱垂者使用，经期和妊娠期停用。

③手术治疗：经过中西医治疗无效，或Ⅱ度、Ⅲ度子宫脱垂，伴有严重阴道壁膨出者，可采用手术治疗。手术方式的选择，按患者年龄及对生育要求及一般身体健康情况而决定。宫颈有柱状上皮异位、感染者，应在局部炎症控制或溃烂基本痊愈后方可手术；对年轻而要求生育者，可施行子宫颈部分截除术，主韧带缩短及阴道前后壁修补术；年龄较大、不能生育者，可自阴道切除子宫，同时施行阴道前后壁修补术。近几年我国广泛开展了盆底修复手术，取得良好效果；年老体弱、不能忍受较大手术者，可施行腹部子宫悬吊，也可做阴道封闭术，将阴道前后壁大部缝合，使子宫不能脱出，但必须在排除子宫及宫颈恶性病变后方可施行此手术。

子宫脱垂的中医治疗包括：

1. 辨证施治

①气虚下陷：主要症状为子宫或阴道壁脱出于阴道口外，过劳则脱垂加重。带下量多，色白质稀，小腹下坠，气短懒言，精神倦怠，面色无华，小便频数，大便困难。舌质淡，苔薄白，脉细弱。治疗以补中益气，升阳举陷，方用补中益气汤（人参、黄芪、炙甘草、当归、陈皮、升麻、柴胡、白术）。

②肾虚失固：主要症状为子宫或阴道脱垂，伴小腹下坠，腰膝酸软，头晕耳鸣，小便频数，夜间尤甚。舌质淡，脉沉无力。治以补肾固脱，方用大补元煎（人参、山药、熟地、杜仲、当归、山萸肉、枸杞子、炙甘草）。

若子宫长期脱出阴道口外，表面红肿溃烂，黄水淋漓，带下量多，色黄臭秽，口干口苦，大便溏泻，小便色黄，舌质红，苔黄腻，脉滑数，证属肝经湿热者，可用龙胆草、生地黄、泽泻、柴胡、栀子、黄芩、甘草、木通、当归、车前子加减治疗。

2. 针灸治疗

采用温针疗法，点燃艾条，温灼针身和针刺穴位，时间以感应程度和病势轻重而定。主穴为维胞穴，关元旁开6寸，进针后大幅度捻转，病人即有子宫收缩感；子宫穴，髂前上棘与耻骨联合中点向内1横指，进针后向耻骨联合方向深刺，深度以病人感到阴部发酸上抽感为止；三阴交，内踝上3寸。配穴为长强、百会、阴陵泉。若有膀胱膨出者，可针刺关元透曲骨，或横刺横骨；直肠膨出者，可针刺提肛肌穴，有往上抽动感为度。每周行针2次，2～3周为1个疗程。

3. 家庭治疗

内服：

①升麻黄芪炖鸡汤。升麻9克，黄芪15克，鸡1只（750克），去内脏，洗净，将升麻、黄芪放入鸡腹内，加水1碗半，用旺火炖熟，食肉饮汤。

②补虚正气粥。炙黄芪30克，人参3克，大米100克。将参、芪切片，用冷水浸泡半小时，加米及适量清水煮粥，粥成后去参、芪，加适量白糖，早晚分食1次。宜常食。

外治：

①丹参15克，五倍子9克，诃子9克，煎水趁热熏洗。

②蛇床子、乌梅各60克，煎水熏洗。

③金银花30克，紫花地丁30克，蒲公英30克，蛇床子30克，黄连6克，苦参15克，黄檗10克，枯矾10克，煎水熏洗，适用于子宫脱出、伴有黄水淋漓、湿热下注者。

子宫脱垂的预防与保健

①注意劳逸结合，加强体育锻炼，提高身体素质，以加强盆底组织的支托作用。

②加强孕妇保健，定期做产前检查，纠正贫血，增加营养，及时发现及纠正异常胎位，预防发生滞产、难产。妊娠期也应避免不适当的体力劳动。

③搞好产后保健，产后未满百日，不宜参加较重体力劳动，还应避免久

站、久坐与久蹲，有便秘、腹泻、咳嗽等要及时治疗。哺乳期不宜过长，一般不超过一年半。

④提倡产后做保健操，做腹肌及提肛肌收缩锻炼，促进盆底组织恢复。

⑤认真做好避孕和计划生育，避免早婚、早产、多孕。

⑥积极治疗慢性咳嗽、便秘。

⑦治疗后应避免举重、登高、久蹲、过劳等，以防复发。

卵巢早衰

什么是卵巢早衰

卵巢早衰（POF），是指已建立规律月经的女性，40岁以前，由于卵巢功能衰退而出现持续性闭经和性器官萎缩，常有促性腺激素水平的上升和雌激素的下降，其临床表现为闭经、少经，伴有不同程度的潮热多汗、心烦、失眠、阴道干涩、性欲下降等绝经前后症状，使患者未老先衰，给其身心健康和夫妻生活带来极大的痛苦。据统计，发病率在一般人群中占1%～3%，近年来有上升的趋势。

卵巢早衰的主要病因有哪些

卵巢早衰是一种病因复杂的妇科内分泌疾病，指卵巢对正常的促性腺激素不能做出正常反应，出现了体内促性腺激素水平很高，而卵巢产生的雌激素水平很低的现象。卵巢早衰的原因较为复杂且无定论，可能与下列因素有关：

①精神压力过大：有些女性（尤其是白领女性）长期处于工作、社会、家庭等多方面的压力之中，导致自主神经紊乱，干扰中枢神经系统与下丘脑的功能，影响人体的内分泌调节，出现疲劳、月经不调等症状，导致卵巢功能下降、激素水平降低或突然消失，更年期提前。

②遗传：卵巢早衰与患者染色体异常的遗传因素可能有关。

③性腺感染：病毒感染可能是引起卵巢早衰的原因之一。目前已发现，幼年时患过病毒性腮腺炎的人易发生卵巢早衰。病毒侵害卵巢细胞和组织，导致卵巢功能下降，生殖器官萎缩。

④自身免疫性疾病：卵巢功能过早衰退可能是免疫系统错误地将卵巢组织内的生殖细胞当作外来异物进行攻击、杀戮的结果。研究发现，部分卵巢早衰病人合并有自身免疫病，如爱迪森氏病、Hashimoto甲状腺炎或类风湿病等。

⑤性染色体异常：如决定性腺分化的X染色体上基因异常而影响性腺发育。

⑥药物毒性作用：长期服用避孕药的女性，卵巢功能因长期受到抑制，导致功能紊乱，无法正常分泌性激素，亦无法正常排卵，最终卵巢功能衰退。

⑦孕育过频、过多：反复清宫，足以损伤肾肝脾、气血、冲任、胞宫发生卵巢早衰。

中医并无“卵巢早衰”之病名，但其相似症散见于月经过少、月经后期、闭经、血枯、年未老经水断、不孕等病。中医对本病的讨论最本质的是气血精尤以精血虚衰为主，导致形体与功能早衰。“女子月水先闭……肾水绝，则木气不荣而四肢干痿，故多怒，发、筋骨痿，若五脏传遍则死，宜用益阴血制虚火”。

如何治疗卵巢早衰

1. 西医治疗

①雌、孕激素补充疗法：目前，对卵巢早衰的治疗，主要使用雌、孕激素补充疗法。大量应用雌激素可以通过负反馈减少FSH的分泌，降低高促性腺激素对卵巢受体的调节作用，减少卵巢抗原的合成；外源性雌激素协同体内的FSH诱导卵泡颗粒细胞自身促性腺激素受体生成，从而使卵巢恢复对促性腺激素的敏感性。长期应用雌、孕激素补充治疗后，部分病人可能恢复自然排卵或妊娠。同时，一定水平的雌激素可以改善外阴、阴道的生理状态，延缓生殖器官的退行性改变，使绝经后女性维持正常的性生活。此外，补充雌、孕激素对维持骨和脂蛋白等的正常代谢、防止骨质疏松、动脉硬化和冠心病的发生也是

大有裨益的。方法有：已烯雌酚0.5毫克/天～1.0毫克/天×22天，后10～14天加服甲羟孕酮5毫升/天～10毫升/天，治疗4～5个月后，约有20%的病人可以恢复排卵。

②丹那唑治疗：丹那唑400毫克，1日2次，共2个疗程，每疗程间隔2个月，据报道，完成2个疗程者，其中65%出现卵泡功能，21.7%有排卵。

③GnRH-a疗法：一般在撤药性出血第一天开始用GnRH-a（Buserelin）900微克/天滴鼻，连续3～8周，再合并用HMG—hCG疗法。

④借卵生育：对于卵巢功能衰竭的不孕症患者，现在也有了怀孕的可能，那就是接受辅助生育技术中的赠卵技术。卵子主要来源于年龄<35岁的自愿供卵的正常育龄期女性和受者的亲属和朋友。在胚胎移植之前，患者需进行类固醇激素补充治疗以促进子宫内膜发育，改善机体的内分泌环境，使之具备接受孕卵的能力。应用血激素测定、子宫内膜活检、阴道B超与Doppler测定子宫动脉血流阻力了解子宫内膜接受性，调整给药剂量，可获得同步发育的子宫内膜和满意的激素环境。妊娠后必须使用类固醇激素维持至妊娠12周。

2. 中医治疗

中医治疗以补肾益精、健脾养血为主，可用龟鹿二仙汤、滋肾种玉丸等方药，同时结合中医人工周期疗法调经，可获得满意疗效。

①乌鳖口服液：滋阴补肾。用于肝肾亏虚之卵巢早衰。每次10毫升，每日3次，口服。

②益肾养元颗粒：补益肝肾，健脾益气。用于肝肾亏虚，脾气不足之卵巢早衰。一次1袋，每日3次，开水冲服。

③河车大造胶囊：滋阴清热，补肾益肺。用于肺肾两亏之卵巢早衰。每次3粒，每日3次，口服。

④单方验方

● 补肾二仙汤：熟地黄20克，山药、山萸肉、肉桂、仙茅、淫羊藿、当归各9克，甘草3克，水煎服，每日1剂，每天2次。

● 补肾调经汤：熟地黄20克，山药、枸杞子、菟丝子、川牛膝、益母草各

15克，山萸肉、仙茅、淫羊霍、当归、泽兰各10克，茯苓12克，甘草3克，水煎服，每日1剂，每天2次。

⑤针刺治疗：脾俞、胃俞、肝俞、肾俞、关元、中极、血海、子宫、三阴交脾俞。手法：平补平泻。

卵巢早衰的预防与保健

预防卵巢早衰应做到：

①强身健体，调畅情志。

②出现症状及时就医。目前已发现，幼年时患过病毒性腮腺炎，或是患有自身免疫性疾病，或曾有过病毒感染的人，如果出现月经不调或闭经，应及时就医。

③长期服用避孕药出现月经减少时及时停药。

④病愈防复发，药食同疗。多吃蔬菜、瓜果，莲子、黑木耳等，保持大量维生素E、维生素B_2的吸收。

食疗方：

甲鱼玫瑰汤：甲鱼一只（200克～300克），枸杞子30克，玫瑰花5克。甲鱼去内脏，腹内填入枸杞子、玫瑰花及姜、葱、糖、料酒等佐料，清蒸至肉熟。连汤服食，每晚服1次。

二仙羊肉汤：仙茅、仙灵脾各12克，生姜15克，羊肉250克。羊肉切片，用纱布包裹的仙茅、仙灵脾、生姜放入锅内，文火烧羊肉至烂熟，入佐料即成。食时去药包，食肉饮汤，每晚服1次。

乳腺炎

什么是乳腺炎

乳腺炎是乳房的急性化脓性感染，为细菌（金黄色葡萄球菌、链球菌等）经乳头皲裂处或乳管口侵入乳腺组织所引起。本病以初产妇为多见，好发于产后第3～4周。发病前常有乳头皲裂、乳头畸形、乳房受挤压、乳汁淤积等诱因。本病属中医“乳痈”的范畴，认为乳痈的发病与哺乳有关，故将哺乳期发生的称为“外吹乳痈”，怀孕期发生的称“内吹乳痈”，非哺乳期又非怀孕期发生的称“不乳儿乳痈”。临床以外吹乳痈为最多，占95%，内吹乳痈较少，不乳儿乳痈更少。

乳腺炎的常见症状有哪些

本病初起乳房肿胀、疼痛，肿块压痛，表面红肿、发热；如继续发展，则症状加重，乳房搏动性疼痛。严重者伴有高热、寒战，乳房肿痛明显，局部皮肤红肿，有硬结、压痛，查血常规白细胞数增高明显，分类中中性白细胞比例增高，患侧腋下淋巴结肿大，压痛。炎症在数天内软化，形成乳房肿，有波动感。不同部位的脓肿表现也不尽相同。浅表的脓肿可以自行穿破，深部的脓肿常无波动感，脓肿可深入到乳房后疏松结缔组织中，形成乳房后脓肿，脓肿深的皮肤发红及波动感不明显。未给予引流的脓肿可以进入不同的腺叶间，穿破叶间结缔组织间隙，形成哑铃状脓肿或多发性脓肿。

乳腺大导管受累者，可出现脓性乳汁或乳瘘。

乳腺炎的发生原因有哪些

乳腺炎的发生原因主要有：

①乳汁淤积：乳汁淤积有利于侵入细菌的生长繁殖。淤积的原因有：乳头发育不良（过小或内陷）妨碍哺乳；乳汁过多或婴儿吸乳少，导致乳汁不能完全排空、乳管不通，影响排乳。

②细胞入侵：致病菌以金黄色葡萄球菌为主。其侵入途径有以下两种。

侵入途径之一：细菌通过乳头皮肤的破损处入侵。初产妇在婴儿吮吸乳头时，常有不同程度的皲裂、糜烂或细小溃疡，给细菌入侵制造方便之门，细菌可经此入口沿淋巴管扩散到乳腺实质，形成感染病灶。婴儿口含乳头睡觉或婴儿患口腔炎也为细菌直接侵入乳管提供了方便。

侵入途径之二：细菌通过乳腺导管开口，上行到乳腺小叶，再扩散到乳房间质。

③机体免疫力下降：产后机体全身及局部免疫力下降也为感染创造了条件，乳头部潮湿与温度的升高，更易造成细菌的感染。免疫力良好者，病变可以停留在轻度炎症或蜂窝组织炎期，可以自行吸收；免疫力差者，易致感染扩散，形成脓肿，甚至脓毒血症。

西医如何治疗乳腺炎

1. 非手术治疗

①乳头皲裂、破损者应暂停授乳，代以吸乳器，尽量使乳汁排空。局部使用止痛药膏，如酒花素、鱼肝油铋剂，以促进破口愈合。出现积乳囊肿时，可在热敷后应用手法按摩，从乳房四周向乳头方向做轻柔的按摩，使乳腺管通畅以促进乳汁排出。

②局部用25%硫酸镁湿热敷、理疗。

③早期可采用青霉素80万～100万U加1%～2%普鲁卡因10毫升溶于等渗盐水10毫升～20毫升中，在肿块周围封闭注射。

④全身应用抗生素：为防治严重感染及败血症，根据细菌培养及药物敏感选用抗生素，必要时静脉滴注抗生素。

2. 手术治疗

一旦脓肿形成应及时手术，切开引流。浅表的小脓肿可在局麻下进行，大而深的脓肿应在静脉麻醉下进行。在脓肿中央、波动最明显处做切口，但乳房深部或乳房后脓肿可能无明显波动感。切口要足够大，以乳头为中心呈放射方向，或沿乳房下皮肤皱褶处做弧形切口。进入脓腔后，用手指探查，打通所有脓肿内的间隔，以保证引流通畅。如属乳房后脓肿，应将手指深入乳腺后间隙，轻轻推开，使脓液通畅流出。哑铃状脓肿，必要时可做对口引流。所有脓肿切开后应放置引流物，每日换药。脓液应常规做培养与药物敏感试验。

3. 回乳治疗（停止泌乳）

①回乳指征：凡有乳头畸形及反复发生乳房脓肿者、脓肿引流后出现乳瘘者、引流伤口经久不愈者、拒绝授乳者可以考虑回乳。

②回乳药物：如己烯雌酚5毫克，口服，每日3次，共3～5天；或苯甲酸雌二醇2毫克，肌注，每日1次，直到泌乳停止。

中医如何治疗乳腺炎

1. 内治法

①肝郁气滞证：多见乳房胀痛结块，皮色不红，皮温不高，全身或有形寒身热，心烦易怒，纳食无味，舌质淡红，苔薄白，脉弦。治以疏肝理气，解郁通乳。方用橘叶散、瓜蒌牛蒡汤加减（柴胡、枳壳、郁金、牛蒡子、香附、川楝子、陈皮、橘叶、王不留行、瓜蒌、漏芦）。

②胃热壅盛证：多见乳房结块肿痛，皮色发红，肤温灼热，全身伴见壮热汗出，头痛头晕，口苦咽干，溲赤便艰，舌红苔黄，脉数，周围血象检查血白细胞总数和中性分类可明显升高。治以清胃泄热，解毒通乳。方用五味消毒

饮、瓜蒌牛蒡汤加减（紫花地丁、蒲公英、银花、生地、连翘、全瓜蒌、赤芍、山栀、牛蒡子、黄芩、王不留行）。

③邪热瘀结证：多见于急性乳腺炎治疗中应用大量抗生素及寒凉中药后，形成僵肿不消，既不化脓，也不易消散，结块疼痛，皮色暗红或淡红，表皮微热，舌质瘀紫，苔薄黄，脉弦涩。治疗以活血化瘀、清热散坚为主。方用桃红四物汤、复元活血汤加减（当归、丹参、益母草、赤芍、莪术、桃仁、川芎、香附、穿山甲、王不留行、忍冬藤、蒲公英）。

2. 外治法

①初期：外用金黄膏或玉露膏，亦可用新鲜蒲公英、菊花叶、芙蓉叶等捣汁调敷患处。

②酿脓期：应切开引流，切口选放射状低位，并避免损伤乳头、乳晕部。

③溃后期：溃破出脓后，脓流不畅，仍肿胀疼痛，此时可能出现袋脓现象或传囊乳痈。以药线插入疮口引流，外敷金黄膏，肿痛减轻后改用红油膏。待脓排尽，将生肌散撒于疮口，外敷白玉膏。若发生袋脓或传囊，可做辅助切口；或垫棉法治疗，在脓腔部位加用棉垫，绷带敷紧，使脓液不致潴留。疮口溢乳不止，亦可取垫棉加压治疗，防止乳汁溢入疮口，以促进愈合。

3. 其他治疗

● 食疗法：

①猪蹄1只，黄花菜25克，炖熟后不加作料食之，每日1次。用于乳腺炎初期未成脓者。

②乳鸽1只，黄芪30克，枸杞子30克。将乳鸽洗净，黄芪、枸杞子用纱布包好与乳鸽同炖，熟后去药渣，吃鸽肉饮汤。用于乳腺炎溃破后康复期。

③粳米100克，蒲公英50克。将蒲公英煎水取汁，加粳米煮粥，每日分服。用于乳腺炎溃破后脓尽余热未清者。

④芒硝60克，蜂蜜适量，调成糊状，敷患乳上，每日1次，连用3～5天。

⑤葱白20根，鸡蛋清1只，白糖15克。葱白捣烂加蜂蜜、白糖，加热烊化

后，趁热敷患乳上，以不烫伤皮肤为度，连用数日。

⑥五味子30克，研末加醋适量，调成糊状，敷患乳上，外用纱布固定，每日1次。

⑦公丁香1.5克，研成细末，置于棉球内，塞于患乳同侧鼻孔内，每次塞6小时，每日2次，连用3天。

●针灸治疗：主穴：膻中、乳根、肩井、阿是穴；配穴：内关、太冲、曲泽、合谷、足三里。

●按摩治疗，先用热的湿毛巾外敷，然后用手按顺时针方向按摩乳房，以促使乳管的畅通。已溃破者禁用。

乳腺炎的预防与保健

①青春期：此期是内分泌功能发育旺盛时期，乳房受雌激素的影响，促使乳腺管增生，乳房更加丰满、乳头增大。此期乳房易发生非细菌性炎症。青春期女孩应佩戴合适的乳罩，以防束胸影响乳房发育。

②妊娠期：妊娠4个月时乳头、乳晕的皮脂有少许分泌物溢出，可刺激皮肤，因此应常用温热水擦洗。妊娠后期，常用温水清洁乳头，乳头内陷者，洗后轻柔按摩提拉。亦可用75%酒精擦揉乳头。

③哺乳期

●哺乳期要注意乳头清洁，避免当风露胸喂乳。定期哺乳，每次喂乳应将乳汁吸空，防止乳汁淤积。

●注意婴儿口腔清洁，及时治疗口腔炎症，不可含乳睡觉。

●炎症明显时应停止哺乳，但仍要将乳汁吸出。

●乳头破损应及早治疗，乳腺炎初期应及时就医。

④按时做乳房的自我检查

对于大多数东方女性而言，触摸自己的乳房似乎是一件极其尴尬羞耻的事情，因此很少有人会养成自觉检查乳房的习惯。但其实，温柔地触摸自己的乳房，并在镜子前仔细观察，进行乳房自检，是保障乳房健康的有效途径，所以，应把对着镜子温柔地触摸自己的乳房作为每位女性进行乳房自我保健的基本方法。

检查时间：做乳房的自我检查一般应在月经结束后的3～5天或月经来潮开始的9～11天进行，因为月经前乳腺组织受卵巢激素的影响，乳腺组织增生肥厚，处于充血状态，并伴有压痛和胀痛，此时检查不易准确，容易误诊或漏诊。月经开始起的9～11天是乳腺受激素影响最小，腺体组织最薄、最软的时期，此时检查乳房便于触摸，是最佳的检查时机。更年期或绝经期女性，可固定在每月的某一天进行乳房自检。

地点：最好选择在有镜子的、温暖的、光线柔和的洗浴间进行。

操作步骤：脱去上身的衣服，站在镜子前面，用温柔的目光仔细打量乳房并进行触摸。

1.仔细看

双手高举过头，进行仔细观察。

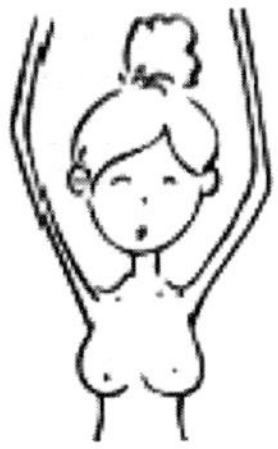

双手叉腰，挺胸，收腹，进行仔细观察。手自然下垂进行仔细观察。

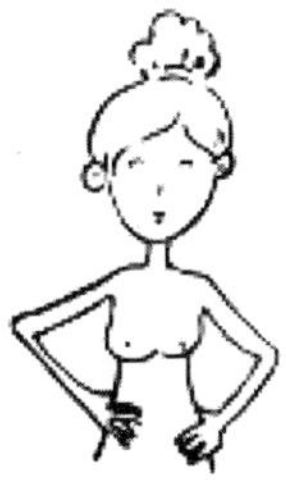

上述检查方法均应观察如下内容。

①看看乳房外形是否左右对称。

②看看乳房皮肤有无皱缩、隆起、溃烂或呈橘子皮样。

③看看乳头有无凹陷。

2. 认真触摸

具体方法如下。

①用触摸的方法检查乳房，站着或躺着均可。躺着检查乳房时，头下不要放枕头，一侧肩下可垫一个小枕头；如果是在洗澡时检查，双手要抹一些肥皂或涂少量的润肤油、乳液等，以便于手在乳房部位的滑动。把一只手放在脑后，用另一只手的食指、中指及无名指的指腹来检查。

②以按压、螺旋、滑动的手法对整个乳房进行地毯式的检查，别忘了检查锁骨及腋下淋巴结。

③用大拇指及食指轻轻捏住乳头，看看是否有分泌物，并进行按压，看看乳头下有无硬块。

④检查完一侧乳房，再检查另一侧乳房，都要仔细检查。

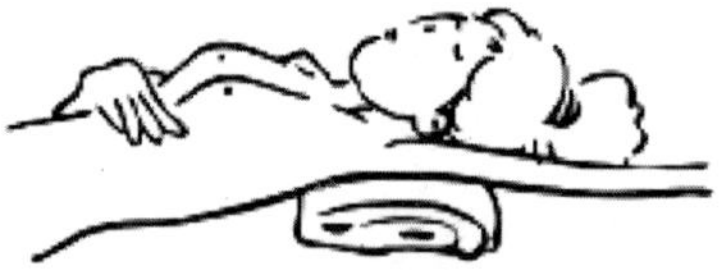

3. 检查要领

①检查范围：检查两侧乳房，皆包括检查锁骨上方、胸骨中线、肋骨下缘及腋窝，不要有遗漏的地方。

②指法：

常见的错误指法——用指尖按压或大把抓。

正确的指法——用指腹进行按压。

用力的方法——宜先轻轻触压，然后再稍稍深压。

③仔细重复每个检查步骤。

慢性疲劳综合征

什么是慢性疲劳综合征

慢性疲劳综合征是指以慢性或反复发作的极度疲劳、低热、咽喉痛、肌痛、关节痛、头痛、神经精神症状、睡眠障碍等非特异性表现为主的症候群。1984年，在美国西部的内华达州某村的2万多居民中大量流行了这个缠绵不休的疾患后，美国的其他州及英国、澳大利亚、日本等国也相继发现同样的病例。1988年，由美国疾病控制中心的流行病学专家、专业研究人员和临床医生组成的专家组对来自各方面的研究报告进行了比较分析和临床考察，并在匹兹堡大学召开的会议上正式命名此症候群为慢性疲劳综合征。

随着生活节奏的加快，竞争意识的增强，人们脑力、体力长期处于紧张、疲劳的状态，因而以疲劳为主诉的患者日益增多，发病率逐年上升。许多国家进行了该病的流行病学调查，在美国一般成年人群中，有疲劳体验者占21%～41%。普通人群中肯定存在病理性疲劳症状者，男性占14.3%，女性占20.4%。在我国有关慢性疲劳的研究报道中，临床资料以女性患者为多，年龄多在31～40岁，可见慢性疲劳综合征对我国广大女性，特别是对作为社会生产主力的职业女性造成了很大的影响。近年来有关慢性疲劳综合征的研究日益受到人们的重视。21世纪初，由著名中医妇科专家刘敏如教授主编、人民卫生出版社出版的《中医妇产科学》首次将“女性疲劳综合征”列入妇科常见疾病中。

慢性疲劳综合征的常见原因是什么

自20世纪80年代慢性疲劳综合征被美国疾病控制中心正式命名起，对慢性疲劳综合征发病机理的探讨一直是医学界努力研究的课题，但至今为止，慢性疲劳综合征的发病机理仍不明确。目前许多学者认为，慢性疲劳综合征是涉及机体多脏器、多系统功能失常的疾病，与应激刺激密切相关，影响了机体的神经—内分泌—免疫网络系统。

中医理论关于疲劳的论述多强调肝、脾、肾功能。长期身体劳累或过度的精神刺激导致肝的功能失调，出现疲劳症状及精神、情志的异常。肾为先天之本，主骨生髓。肾精充足、髓海有余，则机体轻健有力，精神振奋；反之，则骨软无力，精神困顿，萎靡不振。不良情志刺激，社会、环境影响等使多脏腑气化功能失调，可导致本病的发生。

慢性疲劳综合征的常见症状有哪些

根据国外文献报道，慢性疲劳综合征有以下几个基本特征。

①疲劳程度严重，病程持续几个月，休息不能缓解。

②流感样症状，如低热、肌痛，每周数次咽痛、头痛、颈部或腋下淋巴结肿大，起病突然等。

③特有的神经精神症状，如记忆力丧失、定向障碍、注意力不集中、理解力差，同时伴有睡眠障碍。

怎样治疗慢性疲劳综合征

1. 西医治疗

由于慢性疲劳综合征的发病机理尚不明确，因而西医一直缺乏有效的治疗，目前的治疗方法主要有对症治疗、抗病毒治疗、增强免疫能力、抗抑郁治疗、心理治疗等。

肌注血清免疫球蛋白对慢性疲劳患者有一定的疗效。

抗抑郁药对抑郁状态及睡眠障碍有一定的效果。

干扰素治疗慢性疲劳综合征有一定疗效。

镁制剂能通过调节情绪、减轻焦虑而起到一定的治疗作用。

2. 中医治疗

①人参归脾丸：益气补血，健脾养心。用于心脾两虚、气血不足之慢性疲劳综合征。每次9克，每日2次，口服。

②逍遥散：疏肝健脾，养血调经。用于肝气不舒之慢性疲劳综合征。每次6克，每日2次，口服。

③生脉饮口服液：益气复脉，养阴生津。用于气阴两虚之慢性疲劳综合征。每次10毫升，每日3次，口服。

④六味地黄丸：滋阴补肾。用于肝肾亏虚之慢性疲劳综合征。每次9克，每日2次，口服。

⑤补中益气丸：健脾益气。用于脾气亏虚之慢性疲劳综合征。每次9克，每日2次，口服。

⑥单方验方

- 抗疲劳散：人参90克，刺五加150克，北五味子140克，茶叶180克。共研为细末，制成散剂，口服。
- 神怡胶囊：人参、合欢皮、夜交藤、柴胡等制成胶囊。每粒胶囊0.3克，每日2次，每次2粒，口服。

3. 其他治疗

①针刺治疗：取穴大椎、膏肓、命门、气海、足三里。手法用平补平泻。

②耳针治疗：取穴皮质下、交感、缘中、内分泌、肾上腺、神门。手法用平补平泻。

③足部按摩：穴位涌泉区、涌泉后区、跟中区、三阴交区、足内外绕踝区、足三里区。方法：先用温水泡脚20分钟，每次按摩20～30分钟，每日1次，7次为1个疗程。

4. 食疗

①枸杞肉丝：枸杞子100克，猪肉500克，青笋100克，猪油100克。将猪肉、青笋切成丝炒熟，投入枸杞子及调味品即可食用。

②洋参莲子汤：西洋参10克，莲子10枚，冰糖30克，隔水蒸炖1小时，即可食用。